都民とともに問う
都立病院の「民営化」
ねらわれる地方独立行政法人化

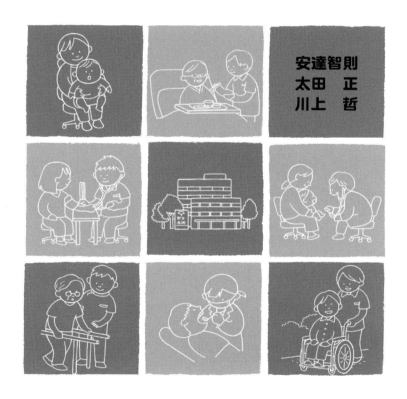

安達智則
太田　正
川上　哲

かもがわ出版

［イラスト…のがわ　みき］
［本文・デザイン…菅田　亮］
［カバーデザイン…小林直子］

序　文

進む医療崩壊、自治体は住民の生命を守る最前線

　日本の医療は、順風満帆でしょうか。

　夜になると救急車のサイレンが、毎日のように鳴り続きます。病院の夜間救急外来で受け付けられないために、次々と病院を"たらい回し"になっているのではないのだろうか。鳴りやまないサイレンの音を聞きながら、もし自分に何かがあった場合、大丈夫だろうかと不安にかられます。

　昼間、腹痛で病院に行くと「紹介状がないから受け付けられません」と断られたこともあります。病院を受診することが、不自由になりました。

　世界に誇る長寿国を実現した日本。その長寿国を実現したことに医療の貢献が高いことは通説です。しかし、その医療制度に異変が起きています。

　心配なことが、テレビや新聞などで、毎日のように報じられています。深刻な医療問題が、少なくありません。

　その一方で、医療問題の解決に挑戦している医療人達も紹介されています。テレビの医療番組は、ドクターXのようなドラマまで生み出しました。国民の医療に対する関心は高い、そのことの反映でしょう。

　日本の医療は、危機に直面しています。医療崩壊と叫ばれるようになって、少なくとも10年、すでに20年前から医療の危機が指摘されてきました。生命と健康を守る医療崩壊を食い止めて、医療分野の"失われた20年"を取り返すためには、国と自治体の役割が決定的に重要です。それは、医療保険・介護保険の運用から、医師・看護師の人材育成、それに病院の運営まで、医療全体に関わった仕事をしているからです。

　日本の医療は、民間医療機関であっても、営利を目的とした企業ではありません。なぜなら、公的医療保険制度の診療報酬で日常の医療活動が支えられているからです。診療報酬は、国民が支払う保険料と税金が原資です。

　一人ひとりの医療問題は、次のような生活実感で体験することになりま

す。受診をする時は、高くなった窓口負担。入院時、高い差額ベッド料。国民健康保険料（税）の値上げも連続しています。75歳になっても医療保険料を払い続けなければなりません。医療保険料だけではなく、40歳からは、介護保険料の負担もあります。

公立病院を統廃合して少なくすること、県立病院と市民病院の統合、民営化手法を取り入れて自治体の責任を回避する動きなどが、全国で起こっています。

「官から民へ」と自治体の民営化を本格化させたのは小泉政権（2001～2006年）でした。そして、それは継続され続け、第2次安倍政権になって、自治体が成長戦略に巻き込まれる中で、以前にも増して「民間活力」の活用として、民営化・企業化が進み始めました。

自治体病院も例外ではありません。補助金が削減されてしまう「地方独立行政法人」への経営形態の変化もその一つです。

→ 現代日本の医療問題

現代日本の医療問題は、どのようなことがあるのでしょうか。

その解明のために3年間（2016～2018）新聞で大きく報道された医療関係記事からセレクトして〈医師問題〉〈医療施設問題〉〈医療の新自由主義化〉〈福祉医療行政〉に整理しました。

医師不足の負担が医療現場にのしかかり、医師の自殺、それが労災認定されるほどの長時間労働になっています。

また、刑務所の中も医師不足は深刻です。必要とされている医師数に対して2割不足の現状です。受刑者の高齢化も進んで、事態は深刻です。

医療施設問題も見過ごすことができません。生活保護の入院患者さんは、特定の病院に長くいることができずに、「グルグル」「めぐる」と称されるように、退院と転院を繰り返しています。長く入院していると、診療報酬が下がるからです。ある自治体のケースワーカーは、その"めぐる病院"リストを持っているそうです。

厚生労働省は、ベッド数を減らすことが医療費抑制に直結する「神話」

表）日本の医療問題

医師問題		
医師不足	刑務所の医師不足　深刻（２割欠員）	（日経・2016年６月８日）
長時間勤務	医師　自殺　長時間労働　新潟市民病院	（毎日・2017年６月18日）
長時間勤務	医師自殺の労災認定　長時間勤務が原因	（日経・2017年８月10日）
医療過誤	河北病院グループの診療所、がん検診。見落としで40代女性死亡	（朝日・2018年７月17日）
医療施設問題		
転院	入院している生活保護者は、グルグルと病院を転院	（日経・2016年４月６日）
病床削減	厚労省　病床廃止路線（療養病床14万廃止）	（朝日・2016年12月24日）
地域医療構想の実態	地域医療構想により入院ベッド１割削減（共同通信集計）「時々入院。ほぼ在宅」路線。	（毎日・2017年４月５日）
病院施設の安全性	遅れている病院の耐震化。73％にとどまる	（日経・2018年４月23日）
医療の新自由主義化		
国家戦略特区・医療	医療の国家戦略特区　本格化	（日経・2016年９月２日）
国家戦略特区・介護	東京都国家戦略特区の第１弾、混合介護を検討（豊島区）	（日経・2016年11月10日）
医療構造改革	都道府県による医療費削減を狙う国民健康保険の都道府県化	（日経・2017年６月28日）
医療構造改革	都道府県知事に医療費削減の権限強化	（日経・2018年２月23日）
市場化	自民党　"公的こども保険"を構想	（毎日・2017年７月30日）
市場化	看護師民間紹介所　大もうけ　病院負担激増	（日経・2018年３月７日）
福祉医療行政		
子ども医療	子ども入院、親が付き添い増加中。看護師不足のため	（朝日・2017年９月27日）
子ども医療	自治体による「医療的ケア児」対策、　子向け宿泊付き施設（世田谷区）	（日経・2018年２月21日）
子ども医療	子ども医療費助成制度、すべての市区町村が実施。厚労省2018年４月調査	（日経・2018年６月17日）
患者の人権	精神科病院の手足ベッドくくりつけ、施錠した保護室隔離、過去最高	（日経・2017年３月21日）
患者の人権	精神病患者の身体拘束、26％体験。	（日経・2018年５月10日）
無医地域	無医地区、全国で637ヵ所	（日経・2018年７月17日）

に囚われているために、手を換え品をかえ、総ベッド数削減政策に取り組んでいます。当面、厚労省は療養病床の削減（14万床）を優先しています。

また、都道府県を動員して、ベッド総数を削減する路線は、2000年代から着手されています。厚労省は、都道府県単位で策定されている「地域医療構想」に名を借りて、ベッド削減にまい進しています。

医療施設は、地震や津波などに対して十分な施設改良がおこなわれているか、安全性も問われています。27％は、病院の耐震化ができていません。

医療の新自由主義化というのは、公的な規制を緩和して、企業など参入させて医療分野の市場領域を拡大してくことです。医療と介護の規制緩和を**国家戦略特区**で進めています。

規制緩和されて動いている医療の仕組みの一つに「患者申出療養制度」があります。この「患者申出療養制度」は、公的保険の対象になっていない治療について自己負担をおこなえば、医療を受けることができる仕組みのことです。東京大学医学部付属病院は、進行性胃がんへの「実験」的な医療を始めています。

また、介護分野の規制緩和として、国家戦略特区で容認された混合介護は、公的介護保険のサービスと保険外サービスを自己負担で重ねて受けることができる仕組みです。

散歩や同居家族の洗濯・昼食づくりなどを介護保険サービスと組み合わせて民間介護サービス会社が有料で提供します。この混合介護は、小池東京都知事の選挙区でもある「豊島区」で、「選択的介護」という名称で実証実験がはじまっています。

2018年4月から市町村国民健康保険制度から、都道府県による財政責任へと大改革がスタートしました。さらに都道府県単位で策定される地域医

 国家戦略特区 社会的経済的な規制を緩和して、国の権力で都市再開発や薬品開発や大学認定等をおこなう仕組みのこと。安倍政権が国家戦略特区を使って、加計学園に獣医学科を認めたことで全国に知られるようになった。自治体の意思より安倍政権に近い人々を忖度する仕組みの国家戦略特区は自治体民主主義も弱体化させてしまう。

療構想の最大の目的は、病床（ベッド）を減らすことにあります。病床を減らせば、医療抑制になると政府が考えているからです。病床を減らして、病棟の閉鎖となればより効果の高い医療費削減となります。そして、知事に対して地域医療構想の計画策定の義務だけではなく、病棟削減を行政権限でスムーズに実行させるために政府は、強制的に実行できる権限を都道府県知事に与えようとしています。

　高くなり続ける国保料（税）のために保険料を支払うことができなくなり、保険証が交付されない世帯（代わりに資格者書・短期保険証を交付）が増大中です。その影響は、大変大きくなって、事実上、国民皆保険制度が崩壊過程に入っていることが懸念されています。

　2000年代は、介護と医療の公的保険制度化が進みました。2000年の介護保険。2006年の後期高齢者医療保険。公的保険制度にすると、国民から新しく保険料を取ることができるために、「介護保険料」「後期高齢者医療保険料」という名目で保険料負担が始まりました。介護や医療に使っていた公的負担が減少して、家計負担の増加になっています。

　公的保険制度を活用した市場化の仕上げが「子ども保険」です。「子ども保険」は、子ども保険料を新たに徴収して、増大している子育ての公費削減をめざしています。これは、国民に高い知名度と人気がある衆議院議員小泉進次郎氏の持論です。

　医療課題の解決には、福祉との連携が必要です。しかしこれまで、都道府県がおこなう医療行政に福祉領域の課題は充分には連携されてきませんでした。医療と福祉の領域について、着手できていない社会問題があるわけです。その社会問題を福祉医療行政として捉えました。例えば、以下のようなことがあります。

・子ども医療については、子どもの入院時に看護師不足のため付き添いの強要の問題があります。前進面としては医療的ケア児への対策が前進中です。子ども医療費助成制度は、すべての市区町村で実施していることもわかりました。

・精神病患者の方へは、一人の人間として尊厳ある扱いをしていない現状が報道されています。精神科病院において施錠した保護室は過去最高になってしまいました。身体拘束は、入院患者さんの26％が体験されています。

　こうした医療問題は、政府と自治体の公共政策なくしては、解決できるものではありません。

　新聞などでは、あまり取り上げられていない医療問題としての公立病院「民営化」、特に地方独立行政法人の活用があります。

　先行して国立病院や国立大学の独立行政法人化は、国からの補助金（運営交付金）を毎年減らす目的で作られました。そのために国立大学では、非常勤の講師と職員が大幅に増えて、教育基盤が脆弱化しています。さらに国立病院の独立行政法人化は、補助金（運営交付金）が減らされたために、病院による借金（公債）が増大していくといういびつな財政構造になっています。なぜ、独立行政法人化に政府は執着しているのでしょうか。

→ 小泉政権から始まった「独立行政法人」導入（官から民へ）

　話題になっている独立行政法人は、イギリスからの輸入品です。もとは、Agency と言います。イギリス政治学者は、これに該当する適訳の日本語がないために、エージェンシー（Agency）と表記していました。行政組織の外部化のことですが、イギリスの場合は、外部化して市民によって行政内の点検をおこなうことで透明性が高くなること、局長などの管理職の民間登用（市民の行政官着任）で官僚独裁を打破することなどが、行政改革の思想でした。

　政府に代わって管理的業務をおこなう機関エージェンシー（Agency）の発祥の地イギリスでは、行政の透明性と市民参加の可能性拡大も含めた行政組織の外部化でした。

　それを日本では「独立行政法人」と訳して、日本流の新自由主義行政改革（民間資本のための行政改革）に使い始めたのでイギリスの原意は含ま

れなくなってしまいました。

日本では、小泉政権下の2004年に国立大学と国立病院の独立行政法人化が始まりました。そして国から地方へ拡大されてきた独立行政法人化の動きは、名称に「地方」を加えて「地方独立行政法人」となり、地方大学・自治体病院・研究機関などが、次々と地方独立行政法人に移行していきました。

東京都は、2005年に首都大学、2006年に産業技術センター、2009年に元養育院を健康長寿医療センターへと地方独立行政法人の活用を始めました。今、東京都立病院が直面していることは、8つある都立病院の地方独立行政法人化の検討が進んでいることです。

調べてみると救急医療の費用は、自治体がその一部を負担していました。その他にも小児医療等、診療報酬だけでは十分に対応できないために、国と自治体が公立病院に財政を投入しています。

小池都政の医療政策の焦点に浮上してきた、都立病院行政改革は、地方独立行政法人化への経営形態の変更です。

都政は、都民の声を聞いて、都民とともに歩んでいるのでしょうか。

→ 行政、経営、財政の3つの視点から都立病院問題を読み解く

本書では、3つの視点から都立病院が直面している問題の解明に挑戦します。

第1章は、パブリックコメントなどの都民の意見を反映した都立病院の将来計画と言えるのかどうかを検討します。「行政的医療」「自己収支比率」という言葉そのものが、都政独自の用語であり、その発生史にも注目しました。その上で、これからの都民本位の都立病院行政改革について試論を紹介します。この章は、行政論の視点で都立病院問題に迫ります。

第2章は、経営論の知見を活かして、地方独立行政法人の活用は本当に有効かという問いに答えていきます。

総務省も東京都も、病院の経営形態を直営から民営にすることをめざしています。民営化の手法として「地方独立行政法人」化がクローズアップ

されています。今の公立病院は、自治体財政の中でも独立採算制の高い公営企業で運営されています。それを地方独立行政法人にすると、さらに経営効率がよくなって、住民ニーズに対応した医療活動ができるのかどうかが焦点になります。

　経営分析の結果、直営が地方独立行政法人を活用した病院よりも経営改善が進んでいた事実を明らかにします。

　第3章は、都立病院の財政問題です。400億円を一般会計から病院会計に「繰入」ることを「赤字」とマスコミやシンクタンク、一部都議が主張してきました。地方独立行政法人に都立病院を転換すると、「400億円赤字」が減少するという実に荒っぽい論調が2017年から2018年に続きました。

　日本では、おそらく初めてとなる公立病院財政分析の手法を使って、400億円の具体的な中味（救急医療・精神医療・高度医療等）を明らかにします。

　併せて、病院現場の経営が悪化している指標として東京都病院経営本部が使っている「自己収支比率」は、財政危機を強調するために東京都が独自に編み出した指標であり、全国で共通に使われている総務省の指標を使うと、バランスのとれた財政実態であることを証明します。

→ 地方独立行政法人は、自治体の福祉と参加を後退させてしまう

　都立病院が「地方独立行政法人」になると、都民参加・職員参加・議会調査権の道が閉ざされてしまい、住民からの民主的なチェック機能が後退します。自治体が固有に持っている参加民主主義は、その分野から、大げさですが「消滅」の危機を迎えることになります。

　直営であれば、自治体の他の分野（まちづくり・福祉・環境・教育・公営市場等）と結びつくことができます。総合行政の一環としての都立病院の取り組みという位置付けです。

　しかし、都立病院が地方独立行政法人になると、外部化されてしまうために、都政内部との連携は希薄になってしまいます。職員でいえば、公務員から民間職員になります。公務員と民間職員が、地域医療や福祉行政を

自治体行政として一緒に取り組むことは、できなくなります。

　都立病院が、他の行政サービスと切断されてしまうと、自治体の本来の役割りである、住民福祉の増進を地域の総合的な行政でおこなうという目的を達成することが、後退してしまいます。

　自治体民主主義は、２つの選挙で住民の間接参加を保障しています。知事と議員を選ぶことです。住民は、自治体に２つの権力を委任しているわけです。

　地方独立行政法人になると、知事の権限は強化されますが、議会の関与は限定的になり、議会の権限が縮小してしまうために、自治体民主主義のチェック機能は著しく低下します。

　先行している地方独立行政法人の実態をみると、議会の関与は、きわめて縮小されています。日常の医療活動について議会への報告の義務はなくなり、地方独法化された場合、議会は都立病院の基本理念や事業計画の報告を知事から受けるだけの受動的な位置に転落してしまうでしょう。

　都立病院に対して都民の「知る権利」が保障されなくなり、やがて知事と病院長と都庁上層官僚によるトップダウンがさらに強化された病院へと変質してしまうことが強く懸念されるのです。

　自治体民主主義がやせてしまい、体力が弱くなると、地方自治の自治そのものが形骸化していくことになります。自治が形骸化されていくと本当に困っている人々の声が都政に届かなくなり、生活が困難な社会的弱者を救済するのではなくて、経営の足かせになるとして切り捨てていく方向になってしまうのではないでしょうか。

　社会的弱者を救い、医療の本質的サービスの理念に基づいた都立病院の発展が、今こそ求められています。

Q1 公立病院の役割は、大きいですか。それとも小さくなっているのですか?

　都立産院は、消えました。清瀬小児病院、八王子小児病院、梅ヶ丘病院は廃止されて、府中にある小児総合医療センターに集中されました。子育てに必要な施設は、保育園や学童保育だけではありません。難病を抱えた子どもさんや小児救急医療に対応できるように地域に密接した小児専門病院が必要です。

　その地域医療機能をストップして、都立小児病院の統合をおこなったことは、子育て支援政策としても公立病院政策としても取り返しのつかない大失政でした。

　その大失政を招いた背景を探ると、石原都政により採択された「**行政的医療**」があります。この「行政的医療」は、東京都の独自用語です。

　なぜ「行政的医療」を使い始めたのでしょう。2001年の石原都政は、財政危機打開として、都立病院の再編・リストラをおこなったのです。大久保病院・多摩北部医療センター・荏原病院・豊島病院の**公社化（第3セクター化）** などです。

　その理論的用語として「行政的医療」を使ったことが、判明しました。

　「行革」のための「行政的医療」の前は、都立病院の役割を「高度医療」「専門医療」「行政医療」「一般医療」と区分していました。こちらのほうが、だれにでもイメージできて共感を呼ぶことができます（p.46参照）。

- -

🔑　**行政的医療**　東京都の説明を簡略化すれば、民間医療機関では非採算（赤字）になってしまう医療を公的病院で行うことを指している。例えば、島しょ医療、小児特殊医療、エイズ医療等。行政的医療は、東京都の独自の用語。東京都以外では、政策医療（政策的医療）と使われることが多い。

公社化（第3セクター化）　直営で行ってきた行政を、半官半民の別組織を作り、民間委託する手法のこと。別の組織を作るので、公社化（第3セクター化）と言われる。公社・第3セクターは、直営（第1セクター）でもなく、民間会社（第2セクター）でもない組織のため、第3セクターと呼ばれる。

ですから「行政的医療」を止めて、「福祉行政医療」（p.62〜63参照）として今日的な都立病院の役割を再定義しました。

Q2 公立病院の削減は、国の方針ですか？

　そうです。国（厚労省）の医療政策の方針が、病床数削減にあることは、マスコミの報道でもよく取り上げられています。ベッド数削減による医療費削減を進めていますが、その歩みがのろいために、近年では政策が暴走気味になっています。

　東京は特に、慢性期の療養病床不足でもあり、厚労省が求めた療養病床削減計画において、東京都は療養病床削減のための計画で具体的な削減数の明示化を避けたために、事実上削減に歯止めがかかりました。

　今でも区や市の「第7期介護保険事業計画」は、「**介護療養病床数**」が存続しています。

　総務省は、厚労省と同一歩調を歩んでいます。「公立病院改革ガイドライン」（2007年）、「新・公立病院改革ガイドライン」（2015年）が総務省の公立病院縮小の戦略文書です。公立病院縮小のために4つの戦術を使っています。

第1　経営効率化　（人件費削減、徹底した経営主義の管理体制強化）

第2　再編・ネットワーク　（病院の統廃合、公立病院の民間移譲）

第3　経営形態の見直し　（地方独立行政法人化・指定管理者等への転換）
　　　（都立病院は地方独立行政法人化の攻撃にさらされています）

第4　地域医療構想と同化する　（病院完結型から地域医療完結型へ転換し

　　介護療養病床数　国は医療費抑制としてベッド数削減を行っている。その先駆けが長期入院患者のための療養病床数削減。療養病床は、医療保険で報酬を支払う重度患者の医療療養病床と介護保険で報酬を支払う軽度患者の介護療養病床の2つの種類がある。厚労省は介護療養病床ゼロをめざしている。

て、在院日数を削減）

　厚労省・総務省の言いなりになるのか、自治体の政策力を発揮して必要な公的医療を充実させていくのか、その岐路に自治体病院政策が立たされています。

　東京都は、介護療養病床の削減を止める政策を採択しているのですから、都立病院の直営を維持した上で、安心して入院できるなど、都民の要望に応える医療活動をめざすべきです。

Q3 都立病院は「400億円」の赤字なのですか？

　いいえ、赤字ではありません。「都立病院400億円赤字説」は都議会議員によっても展開されており、例えばおときた駿都議は自らのブログの中で「都内に8つある都立病院ですが、その経営は赤字が慢性化し、毎年約400億円もの赤字（一般会計からの繰入金）が常態化しています」（2018年10月25日）と述べています。また日経新聞や東京新聞などのマスメディアによっても「400億円赤字説」が展開されています。

　確かに、都立病院には一般会計から400億円程度の繰入金が毎年度投入されています。しかし、この繰入金は都立病院が赤字だから投入されているのではなく、地方公営企業法によって繰り入れることが定められているものです。地方公営企業の経営は「独立採算」が原則ですが、一方で地方自治体の一部でもありますから、「住民の福祉の増進」（地方自治法第１条の２）のために運営しなければなりません。公立病院はたとえ収益の確保が難しい医療

パブリックコメント　行政が作成する計画について、住民から意見を述べる制度のこと。住民意見に対して行政は応える義務がある。略称「パブコメ」として定着している。しかし意見に対する行政の硬直的な対応等で、住民の熱意が冷えてきた。「再質問・反論」の権利拡張を認めさせること等、パブコメ制度改良を求めていくことも大切な取り組みである。

であっても「住民の福祉の増進」のために運営する必要がありますから、繰入金の投入が前提となっています。診療報酬などによる収入と繰入金がセットとなって公立病院は運営されているのです。ですから「都立病院が400億円の赤字である」というのはまったくの誤りです。

繰入金の本質を無視した「400億円赤字説」によって、都立病院で働く職員が大いに傷つけられています。東京都が2018年3月におこなった「都立病院新改革実行プラン2018〜東京の医療を支え、誰もが地域で生き活きと暮らせるために〜」に対する**パブリックコメント**の中には「職員一同、日々業務効率（の改善）を目指し、皆必死に改革の努力をしています」「必要な医療を積極的に担っている自負もあります」という都立病院職員の記述がありました。

都立病院は400億円の赤字を抱えていないことを本書では、明らかにしています。

Q4 直営と地方独立行政法人とでは何が異なるのですか？（経営形態の問題）

「直営」とは、東京都が経営主体となって事業を運営することですが、病院事業は**地方公営企業法**（これ以降「公企法」と略します）等により、地方公営企業として運営することが定められています。その際、公企法の規定を全部適用する場合と、一部（財務規定等）を適用する場合があり、東京都の病院事業は一部適用の公営企業として都の直営で運営されています。これにより都立病院には企業会計が導入されていますが、一部適用のため公営企業管理者制度は導入されず、公営企業局ではなく知事部局（一般行政組織）に属しています。

これに対して、**地方独立行政法人**（これ以降「地独法」と略します）の場合は、東京都から切り離されて別法人化（非公務員型の地独法）することになりますので、完全に都の行政組織ではなくなり、そこに属する職員も民間

人となります。こうして都の100％出資の法人ではありますが、都の行政責任が直接には及ばない民間病院並みの体制に移行します。これに伴い、独自の人事・給与制度に切り替わるとともに、独立採算制が目標管理によりさらに強められる一方、議会や住民の関与は首長を通じた間接的なものへと変化することになります。

　地独法化は、別法人化による行政組織からの離脱により、保健衛生、福祉、まちづくり、住宅など都行政との一体的な関係を維持できなくなります。こうして東京都の医療は、都が直接に責任を負う総合行政の対象から外されることで、都民の日々の暮らしとの密接な関係のなかで医療を位置づけることが難しくなり、都が掲げる地域医療の理念にも反する結果になりかねません。

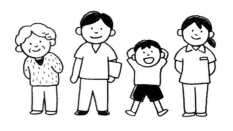

地方公営企業法　地方公営企業法とは、地方公営企業に関する組織、財務、職員の身分、経営原則（公共福祉の増進を本来目的とした経済性の発揮）などを定めた法律です。この法律の適用は、全部の規定を適用する法定7事業（水道事業等）、一部の規定を適用する事業（病院事業）、条例により任意に一部又は全部を適用する事業（病院の全部適用化を含む）に分かれます。

地方独立行政法人　地方独立行政法人とは、公共的見地から確実に実施する必要がある事務・事業でありながら、自治体が自ら直接に実施する必要がなく、民間に委ねると必ずしも実施されない恐れがあると自治体が認めるものを効率的・効果的におこなうために、地方独立行政法人法（2004年施行）に基づき自治体が設立する法人です。行政改革として誕生した国の独立行政法人の地方版です。

Q5 地方独立行政法人化されると、職員の身分や待遇はどうなりますか？

　本来、地独法には、**公務員型（特定）**と**非公務員型（一般）**の2種類があります。かつては病院事業でも公務員型が存在しましたが、現在、国は定数や人件費の削減を定めた「行革推進法」をたてに、非公務員型しか認めず以前の公務員型も非公務員型に変更させられています。

　したがって都立病院を地独法化する場合は、非公務員型の地独法になりますので、そこに所属する職員は公務員の身分を失うことになります。しかも、この身分変更は本人の同意を必要とせず、条例による地独法化とともに自動的に切り替わる一方的なものです。

　また、人事や給与については、地方公務員としての身分保障（法定事由でない限り本人の意に反し免職や降任が許されない）がなくなるほか、地方公務員法にあった生計費基準が削除され、替わりに個人の勤務成績や法人の事業業績にもとづく業績・能力主義的な人事・給与制度となります。

公務員型（特定）　公務員型（特定）とは、正式には特定地方独立行政法人といいます。業務の停滞が住民生活等の安定に直接に著しい支障を及ぼし、運営の中立性・公正性を特に確保する必要があるとされる地独法人で、役職員の身分は地方公務員です。現在は、行革推進法などにより非公務員型への移行が推進されているため、一般地方独立行政法人しか認められていません。

非公務員型（一般）　非公務員型（一般）とは、正式には一般地方独立行政法人といい、特定地方独立行政法人以外の地独法人とされています。役職員の身分は地方公務員ではないため「非公務員型」と呼ばれています。一般地方独立行政法人と役員との間では委任契約が、職員との間では労働契約が結ばれますが、地独法化の条例発効と同時に身分の切り替えが自動的におこなわれます。

Q6 東京都の病院計画は、都民や職員の声を取り入れたのでしょうか？

　残念ながら、東京都は透明性の高い行政を確立して、都民の声に対応したとは言えないのです。

　東京都のパブリックコメント（意見公募手続・略称パブコメ）は、都道府県で比較をすると最低の水準でした。パブコメは、「行政手続法」（公正にして透明な行政）で制度化されたものです。自治体は「行政手続条例」を作成して、住民からのパブコメ（意見公募）をおこないます。そのパブコメの期間は、最低30日以上と国は定めました。

　しかし、東京都の「行政手続条例」は、条文として「パブコメ」の規定がありません。「パブコメ」の規定がないために、30日の公募期間の設定もありません。「パブコメ」規定がない「行政手続条例」は、全国の都道府県で東京都だけです。この規定がないことについて、総務省の全国調査では、東京都はパブコメを制度化する予定がないと回答しています。

　病院経営本部による「プラン2018」のパブコメ期間は、わずか19日でした。法律水準以下の"脱法的パブコメ"という都民の批判に直面した東京都は、あわてて「パブコメ要領」を作成しました。しかしその「要領」は、都民参加で公正で透明な都政運営を充分に保障したものではありません。

　さらに都立病院で働く職員には、パブコメに参加することができないという思想統制まで存在しました。さすがにこれは、現場からの批判もあり、やりすぎの職場統制のために、修正されました。

　東京都は、一体誰の意見を尊重して、未来の都立病院像をつくっていくのでしょうか。都庁官僚の「作文」で完成ではありません。東京都に寄せられたパブコメには、都立病院を地方独立行政法人化することに賛成の意見は、一つもありませんでした。

Q7 「自己収支比率」とは どのような指標ですか?

Q&A 9問

　東京都は都立病院の経営指標の一つとして「**自己収支比率**」を用いています。しかし、全国の公立病院を統括する総務省は、公立病院の経営指標として「自己収支比率」は使っていません。総務省が使用しているのは主に、**経常収支比率**と**医業収支比率**です。つまり「自己収支比率」は東京都独自の指標です。東京都が「自己収支比率」をいつから使用し始めたのかをはじめ、その特異性を本書では明らかにしました。

　経常収支比率は、その数値が100％に達しているかどうかで病院経営の状態を計る指標です。公立病院の収入は診療報酬と**繰入金**の2つが柱になっています。経常収支比率が100％であるということは、診療報酬による収入に

自己収支比率　東京都が独自に用いている財政指標で、診療報酬や差額ベッド代など、病院が独自に「稼いだ」収入で病院経営に必要な費用がどれだけまかなえているのかを計る指標です。しかし、地方公営企業である都立病院は一般会計からの繰入金収入も想定した運営がなされることが法的に定められています。

経常収支比率　　総務省が定めた代表的な指標の一つです。その数値が100％に達していれば収入が費用を上回っている、いわゆる「黒字」の状態です。診療報酬などの収入だけでなく、一般会計等からの繰入金収入が適正に投入されていれば100％になります。

医業収支比率　経常収支比率と同様に公立病院経営をみる上での代表的な指標の一つです。経常収支比率と異なるのは、収益から医業外収益を除いて経営状況を計るという点です。医業外収益というのは主に診療報酬以外の収入のことで、差額ベッド代や健診費用などが該当します。ただし、医業収支比率は救急医療などの繰入金収入も含まれています。

繰入金　地方公営企業がおこなう行政サービスは基本的に料金収入等による独立採算によって運営されるのが原則ですが、中には独立採算によるサービスの提供が困難な事業があります。そのような事業については地方公営企業法等によって別途、事業経費をまかなうことが定められており、それが一般会計からの繰入金になります。

019

加えて、繰入金が適正に投入されているという状態です。ですから、その数値が100％に達していない状態というのは、繰入金が適正に投入されていない状態であると判断できます。もう一つの医業収支比率は、主に診療報酬による収入で病院経営に要する費用をどれくらいまかなえているかを計る指標です。ただし、医業収支比率は一般会計からの繰入金を完全に除いて計る指標ではなく、本文でも述べるように、救急医療や保健衛生行政に関わる繰入金を含んで計算されています。

　これに対し、「自己収支比率」は一般会計からの繰入金を完全に除き、診療報酬収入など、病院だけで「稼ぐ」収入で病院経営に必要な費用をまかなえているかどうかを計る指標です。それが「自己」の意味です。この「自己」という言葉が象徴しているように、「自己収支比率」は都立病院の独立採算性を過度に強調した指標です。端的に言えば、「一般会計からの繰入金に頼らずにどれだけ稼いでいるか」を計る指標が「自己収支比率」ということになります。

Q8 公立病院の新しい分析手法とはどのようなものですか？──「病院決算カード」の活用

　本書では、病院の労働組合や地域住民の方などが公立病院の財政分析に積極的に取り組み、公立病院をよりよくしていくことを提起しています。そのために活用できる資料として、総務省が毎年度作成している「病院事業決算状況・病院経営分析比較表」を取り上げ、それを **病院決算カード** と名付けました。「病院決算カード」は各公立病院の基礎的なデータが網羅されて

　病院決算カード　「病院決算カード」は総務省が全国の公立病院の経営状況を把握するため、病院ごとに経営状況をまとめた資料です。正式には「病院事業決算状況」「病院経営分析比較表」と言います。「病院決算カード」は各公立病院の基礎的なデータが網羅されており、総務省のHPから誰でも入手できます。

おり、誰でも入手できる資料です。「病院決算カード」を活用すれば、分析対象となる病院がどのような収益を得ているのか、どのような費用がかかっているのか、また一般会計からの繰入金がどれくらい投入されているのかなどを簡単に知ることができます。公立病院改革を進めるための理由として「公立病院の赤字」がもち出されることが多いですが、それに反論するための根拠を得るため、「病院決算カード」を活用した財政分析を進め、運動を広げていくことが可能です。

 Q9 地方独立行政法人になると、住民参加が難しくなるのではないでしょうか。

　仮に都立病院が地方独立行政法人化されたとしたならば、病院の将来計画についての都民からのパブリックコメントはおこなわれない可能性が大きいです。同時に、都庁で総合的に取り扱っている情報公開の窓口で、都民が知りたい必要な情報が継続して公開されていくのか、不透明です。

　都民の声を届ける行政手続と都民の知る権利を保障している情報公開の公式ルートが、消えていきます。

　さらに地方独立行政法人になった病院に対して、住民監査請求などの住民による行政参加が継続されていくかどうかも、疑問符がついたままです。

　小泉政権は、「構造改革なくして日本の未来はない」として、公共セクターの民営化を強引に進めました。国立大学・国立病院は、独立行政法人化されました。何が、国民から奪われていったのでしょうか。ひとことで言えば、民主主義です。行政で提供されていたサービス主体が民間企業になれば、株主の意見は聞くことがあっても、地域住民・利用者が意見を出してそれを運営に反映させる民主主義ルートは塞がれてしまいました。

　個人では解決できない教育・医療・福祉・環境は、議会制民主主義、財政・行政民主主義がそろって、最適な水準を確保することができます。

　しかし、公立病院が地方独立行政法人になると、自治体とは違って、情報

公開が難しくなり、パブリックコメントも存在せず、住民監査請求を対応するのか明確ではありません。冷たい扱いを病院で受けたとき、苦情を遠慮なくいうことも難しくなるでしょう。つまり住民参加による病院改革は不可能になってしまいます。

　今、都立病院が地方独立行政法人になると、職員は全員、非公務員化になります。かつては、非公務員型と公務員型とありましたが、今は非公務員型だけです。

　そのことを総務省の「Q＆A」が明確にしています（総務省『公立病院経営改革事例集、Q＆A49、p.309』2016年）。その根拠は「簡素で効率的な政府を実現するための行政改革の推進に関する法律」（2006年）です。この法律を根拠として総務省は、地方独立行政法人は非公務員型しかないと説明をしています。

　この「簡素で効率的な政府」行政改革法は、要注意の法律です。この行政改革法について効率的な政府の改革としては、国の特別会計の統合が世論から注目されましたが、実際は大きな影響を今でももち続けています。行政改革法の「第4節　総人件費改革」は、国家公務員・地方公務員の純減、独立行政法人の人件費削減を明文化しています。

　公立病院の"非公務員型"地方独立行政法人化は、国が制定した行政改革法が推進していることを見逃すことなく、問題にしなければなりません。

もくじ

序文　進む医療崩壊、自治体は住民の生命を守る最前線　　　03

Q&A　9問　　　12

第1章　都民の期待に近づいていく
　　　"都立病院行政改革"　　　27

1．都立病院の現状と課題　　　28
　（1）都立病院を見てみよう　　　28
　（2）都民への透明性は、東京都は都道府県内で最下位　　　30
　（3）なぜ、30日の参加時間を保障しないのか　　　33
　（4）「都職員はパブコメができない」という意図的な思想統制と
　　　　その克服　　　34
　（5）都立病院を守る運動の中で"パブリックコメント改革"を実現　　　37
　（6）パブリックコメントの都民意見…地方独法化賛成ゼロ　　　39

2．1990年代"都立病院改革"の検証　　　43
　（1）1990年代の転機──都立病院の理念は「光」を放つ　　　43
　（2）なぜ「自己収支比率」を使うようになったのか、出発点を検証する　　　47

3．2000年代"都立病院改革"は、財政危機と併走
　　──「行政的医療」による都立病院縮小　　　50
　（1）石原都政による医療政策の後退　　　50
　（2）"都財政危機"説から生まれた「行政的医療」　　　52

4．「行政的医療」から「福祉行政医療」へ　　　54
　（1）都立病院を縮小させていく「行政的医療」　　　54
　（2）充実した都立病院をめざして…福祉医療行政を都立病院で　　　58
　（3）都立病院行政欠陥の解決は直営維持が必須条件　　　64

第2章　都立病院の地方独立行政法人化は 何をもたらすか

69

1. 病院事業の経営形態と地方独立行政法人

70

（1）東京都における多様な経営形態と事業方式 70

（2）地方公営企業としての病院事業 74

（3）地方独立行政法人制度の概要と本質 77

2. 地独法化の現実と地独法病院の実像

82

（1）地独法化により実際に起きた職場等の実態 82

（2）比較経営分析による地独法病院の実像 87

（3）直営に関する「制度的な制約」の虚構 93

3. 直営を活かした都民本位の医療をめざして

94

（1）マンパワーにより成り立つ病院事業の特質 94

（2）「事例集」に見る経営改善のシナリオ 96

（3）職場・労働環境の整備と職員の経営参加 98

（4）直営体制の下での柔軟な運用と都立病院の充実 99

第3章　都民のための都立病院財政の確立、 そしてさらなる拡充へ

101

1. 東京都財政と都立病院財政──分けて考えることはできない

104

（1）都立病院財政は基本的に公営企業会計で管理されている 104

（2）都立病院の財政規模──都立病院財政だけを見るのは「木を見て 森を見ず」

105

（3）一般会計からの繰入金とは何か 106

2. 「繰入金400億円」はなぜ問題なのか？

107

（1）「繰入金400億円」問題とは何か？ 107

（2）一般会計からの繰入金の詳細を探る 109

（3）都立病院における繰入金──東京都の独自判断の繰入金は400億 円ではない

112

3. 都立病院財政分析の基礎　　　　　　　　　　　　　　　　　　119
　（1）「病院決算カード」とは何か──病院の基礎データを見ることができる　　119
　（2）都立病院の収益と費用──どこから収入を得て何に使っているのか　　120
　（3）都立病院財政分析のための指標──「経常収支比率」と「医業収支比率」　　122

4. 独り歩きする「自己収支比率」──公立病院分析の一般的な指標ではない！　　124
　（1）「自己収支比率」とは一体何なのか？　　124
　（2）『新プラン』における「自己収支比率」の使われ方　　126
　（3）「自己収支比率」を使用する狙いは何か　　126
　（4）「自己収支比率」は使ってはいけない指標　　128

5. 地方独立行政法人では都立病院の役割は果たせない　　128

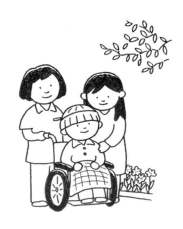

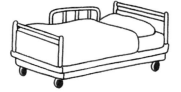

第1章

都民の期待に近づいていく
"都立病院行政改革"

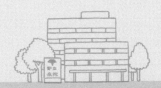

① 都立病院の現状と課題

1＋都立病院を見てみよう

　都立病院は、直営８つの病院で構成されています。その８つは、広尾病院・大塚病院・駒込病院・墨東病院・多摩総合医療センター・神経病院・小児総合医療センター・松沢病院です。

　それぞれの都立病院が取り組んでいる医療は、図表1-1に示しました。総病床数は、約5100。これは、東京都全体の約５％を占めています。職員数は、医師963名、看護職4523名、医療技術939名、事務388名その他で総計6831名になります（2017年度）。

　都立病院を利用している方は、入院患者さんが延べ170万人。外来患者さんは、延べ212万人です。

●消えていった産院、統合された小児病院

　そして、見逃してはならないことは墨田産院の廃止から豊島病院の公社化まで、都立病院産院の11が「廃止または公社化（経営形態変更）」に追い込まれたことです。

　少子化社会で出生率が低下をして「消滅自治体」がでてくるのではないかというほどに、社会問題になり、政府の最重要課題の１つは、少子化問題です。「保育園落ちた！　日本死ね！」は、世論を過激に刺激しましたが、保育園不足問題は解決していません。小児科医不足も深刻。保育園増設と地域に小児科医が必要であることは、緊急の社会課題です。

　事実を直視すると都立病院政策でおこなわれたことは、墨田産院・荒川産院・築地産院の廃止。清瀬小児病院・八王子小児病院・梅ヶ丘病院（24時間365日育児相談もおこなっていた）の廃止でした。

　これは、鈴木都政から石原都政の都立病院政策の結果です。議会は、自民党・公明党が与党でした。産院・小児科の廃止やがん・脳卒中・認知症

図表1-1）都立病院の現状と廃止された病産院

●都立病院の概要

病院名	主要医療課題	病床数
広尾病院	島しょ、三次救急、災害、心臓病、脳血管疾病	469
大塚病院	周産期、小児、リウマチ・膠原病、小児精神、障害者（児）	508
駒込病院	がん、感染症、造血幹細胞移植、エイズ	815
墨東病院	三次救急、周産期、精神科救急、感染症、がん、難病	765
多摩総合医療センター	三次救急、精神科救急、周産期、結核、がん、脳血管疾病	789
神経病院	神経系難病、在宅難病	304
小児総合医療センター	小児特殊、小児救急、小児精神、周産期、小児がん	561
松沢病院	精神科急性期、精神科救急、精神科身体合併症、精神科特殊	898

(注）病床数：医療法・2018年4月1日

●廃止された病産院

墨田産院	1988年4月1日	
荒川産院	1999年6月1日	
台東病院	2004年4月1日	
築地産院	1999年6月1日	（墨東病院に統合）
母子保健院	2002年12月28日	
清瀬小児病院	2010年3月16日	
八王子小児病院	2010年3月16日	
梅ヶ丘病院	2010年3月16日	
大久保病院	2004年4月1日	公社に移管
荏原病院	2006年4月1日	公社に移管
豊島病院	2009年4月1日	公社に移管

(注）公社は、「東京都保健医療公社」の略

(出所）東京都病院経営本部『事業概要（平成30年版）』(2018年9月)

　等のための都立病院を増やすのではなくて、直営から公社化へ都政の外部化をおこなってきました。外部化すれば、都庁官僚の天下り先の増大にもなりえるでしょう。

　そして、小池都政になって、都立病院の地方独立行政法人化の検討が表面化してきているのです。

2 ＋都民への透明性は、東京都は都道府県内で最下位

　小池都知事は、就任した時、都政の改革について繰り返し発言したことがありました。

　「都政の透明化、情報公開で都政への信頼を回復したい」という発言です。

　２年が経過した小池都政の取り組みはどのようになっているでしょうか。情報公開については、前進したこともありました。それまで文書の情報公開では、１枚20円のコピー代がかかっていたものを、１枚10円に値下げしたことです。大量の情報公開文書を都民が入手する時には、値下げは助かりました。さらに大量の情報公開提供については、CD１枚に収録して提供してくれることになりました。CD１枚は、100円です。都職員の対応も、以前に比べると柔軟な姿勢になってきています。

　ところが、都政の透明化については、知事周辺の行動を公開すること以外、肝心な都政の透明化は未着手のまま推移してきました。都政の透明化・行政の透明化は、行政法上の制度で考えると「行政手続法」を上位法として、「行政手続条例」及びその規則等について、何を改革しようとしたのか、が問われます。2000から3000あるといわれている国の法律の中で、最初に「公正・透明」という単語が入った法律は「行政手続法」です。行政の進め方等について、国民の疑問に応えながら、透明化を進めることが「行政手続法」立法化の狙いの一つでした。

　この「行政手続法」の誕生には、長い時間を必要としました。

　行政学者は、第１次臨時行政調査会答申（1964年）において「行政手続法草案」を提出しています。第２次臨時行政調査会答申（1983年）において「行政手続法のための審議機関設置勧告」を経て、透明で公正な行政のための「行政手続法」が成立したのは細川内閣時（1993年）でした。

　"透明な"という一字を入れた法律をつくるために約30年の時間を要しました。

●パブリックコメントは、パブコメとして定着したけれど…

　国民にわかるように広がっていったのは、パブリックコメントです。略称、パブコメと言われています。このパブリックコメントを生み出したのが、「行政手続法」です。国や自治体が作成した計画について、国民・都民から直接意見を聞く手続きを定めました。「行政手続法」の「第六章　意見公募手続等」で規定された手続きがそれに該当します。

　この“意見公募手続”は、パブリックコメントとして、流布され定着してきましたが、自治体の基本構想・基本計画、公共施設等総合管理計画、地域医療計画などにおいて、パブリックコメントを提出しても、行政からの反応が鈍く、意見が取り入れてもらえるのかどうか、ハッキリしないために、一般的にはパブコメと略称されて知れ渡ったのですが、熱気が冷めて市民運動の中でも「パブコメやらなければいけないの」、という消極的な受け止めになりがちです。

　自治体は、国の「行政手続法」制定後、「行政手続条例」を制定して、新しい行政文化の定着に取り組んでいます。「行政手続条例」は、自治体100％制定されたとする行政学テキストもあるように、行政内に着地することができました。

　問題は、自治体によって、「行政手続条例」の中味が違うことです。

　川崎市は、情報公開制度や苦情を公的に聞く仕組みとしてのオンブズパーソン制度導入の先駆的自治体でした。情報公開制度は、市民（在住在勤）以外の人でも市の情報を公開することが、画期的な情報公開制度の仕組みでした。誰でも行政情報にアクセスできる仕組みであるために「any one説」（だれでも）といいます。東京都を含めて、多くの自治体の情報公開制度は、在住在勤の方による情報公開制度です。「any one説」による開かれた市政としての川崎市情報公開制度の取り組みは、全国から注目を集めました。それに加えて行政の苦情処理のためにオンブズパーソンを作るなど、市民と行政の隙間をうめるための取り組みをしてきました。運動としての市民オンブズ活動は、自発的な市民運動ですが、川崎市のオンブズ制度は、市の行政としての苦情窓口を設置して、市職員が配置されて、

苦情処理に対応していくことが、公的オンブズ制度の特徴になります。

こうした市民と行政の間の「壁」を取り除く市民参加促進の行政改革を積み上げてきた川崎市のパブリックコメント制度は、どのような特徴があるでしょうか。

その川崎市は、市民からの意見公募を積極的に位置づけるために「パブリックコメント手続条例」（2010年）を策定しています。その条例の目的として、

「（目的）　第1条…パブリックコメント手続を実施することにより、市民の市政への参加を推進するとともに、行政運営の透明性の向上を図り、もって市民自治の確立及び開かれた市政の実現」と位置づけています。

東京都は、「東京都行政手続条例」（1994年）を制定しています。が、この東京都の条例には「意見公募手続」（パブコメ）の規定がないのです。行政手続条例にパブコメの規定がなくても、東京都では、パブリックコメントをおこなってきました。

東京都HPにおいて、「あなたの声をお寄せください　2　行政計画（案）等に係る意見募集」が、いわゆるパブコメを求めるコーナーです。

「行政手続条例」は制定されていても、「パブコメ」の規定がない条例では、都民からの意見を取り入れて、都民参加を推進して、透明性を高める手続きの制度的保障は明確ではなく、意見の取り扱いはあいまいで形式的になっています。

実際、総務省の調査（「地方行政サービス改革の取組状況等に関する調査・平成30年3月28日」）において、「行政手続条例の制定」は、都道府県47（100％）になっています。市町村含めた制定率は、92.5％です。

総務省調査の「意見公募手続制度の制定状況」（パブリックコメントのこと）によると、都道府県は46が制定済み、1つが「予定なし」と区分されていました。この「予定なし」の都道府県が、東京都です[1]。

東京都のパブコメ制度は、全国の都道府県で最下位であり、調査時点（2017年10月1日）では「パブコメ制度」を策定する予定もなしでした。すでに小池都政は、始まっています。

東京都がおこなうパブコメは、極めて乱雑であり、本来の趣旨であるはずの透明性を高くして都民参加を推進するどころか、逆に形式的で都民の声を軽視して、法的遵法精神も根付いていないことが、2018年3月『都立病院新改革実行プラン2018』に対するパブコメを取り組む中で明らかになりました。

3 ➕ なぜ、30日の参加時間を保障しないのか

　パブコメで寄せられた意見については、当該行政担当者が、その意見に対して「答え・考え方」などとして応答することになっています。この市民からの疑問に答える、その応答のやりとりが行政の考えていることを市民が知ることになり、結果、行政の透明性が高くなるという開かれた行政改革が想定されています。

　そのためには、**地域医療構想**であれ、都立病院新改革実行プラン2018であれ、提案されている内容を理解して、それに対して意見を書いて、東京都に提出することに基本的には一個人として取り組むことになります。これは、一人ひとりにしてみると、時間を要する取り組みです。読むだけでも、100ページ以上200ページ超になると、少なくない時間を費やします。特に行政文書は、独特の用語もあり、その解釈も容易なことではありません。

　そうした特性もあり、「行政手続法・第三十九条　3」では、「意見提出期間は、同項の公示の日から起算して三十日以上でなければならない」と明文規定をしています。

　例外規定として、この三十日の意見募集期間が保証されない特別な場合

地域医療構想　医療費抑制のため国は、ベッド削減をめざしている。2014年「地域医療介護総合確保法」（略称）において、「地域医療構想」を都道府県が作成することとなった。「地域医療構想」で病床数過不足を算定。過剰ベッド数の地域に対して削減する強い権限が知事に付与されている。地域医療の美名に誤魔化されてはならない。

は、「（意見公募手続の特例）　第四十条　三十日以上の意見提出期間を定めることができないやむを得ない理由があるときは、前条第三項の規定にかかわらず、三十日を下回る意見提出期間を定めることができる。この場合においては、当該命令等の案の公示の際その理由を明らかにしなければならない」とあり、その理由を明確に示さなければならないこととされています。

　さて、東京都『都立病院改革実行プラン2018（仮称）素案』への意見募集（パブリックコメント）は、どのような手続きだったでしょうか。

> 報道発表資料　2018年2月26日　病院経営本部
> 『都立病院新改革実行プラン2018（仮称）素案』の策定及びご意見の募集について」
> 募集期間は、「平成30年2月26日から3月16日（金曜日）まで」

　※19日間のみで30日未満です。これでは、都政が都民参加を尊重していることにはなりません。こうした形式化されたパブコメのために、都政に意見を述べる都民の熱意が醸成されていくことがなかったと言えるでしょう。

4 ＋ 「都職員はパブコメができない」という意図的な思想統制とその克服

　2018年の1月から3月、小池都政で都立病院の地方独立行政法人化が着手されるのではないかと、都立病院で働いている職員の間にも危機感が広がりはじめました。

　2018年1月に地方独立行政法人化が望ましい経営形態であるとした「都立病院経営委員会報告（委員長・大道久）」が出されたからでした。石原都政以来の病院行革が吹き荒れるかもしれない、都立病院を守る会の運動も「都立病院の直営を守れ」と動き始めました。

　この時に「都立病院新改革実行プラン2018」のパブコメが始まったので

す。都立病院の現場で働いている一人ひとりは、「実行プラン2018」に対して意見をいうことができるのだろうか、これまでは労働運動として重視してこなかったけれど、2000年代初頭とは行政運営も違ってきている、さて…。ということになったのです。

市民運動だけではなく、自治体労働運動として、パブコメの戦術も採用することとして、当該職場でも議論検討が始まりました。都民であれ、職員であれ、パブコメを出すには、「実行プラン2018」を読まないことには、意見の出しようもないから、一人でも多くの病院現場職員が読んで、意見を述べることは運動を広げていくためにも必要なことだ、という中心メンバーの意思統一により、職員もパブコメを出そうということになった、その時、病院経営本部のある管理部から、「職員はパブコメは出すことができません」と言われたのでした。

松沢病院でも同じように「都職員は、パブコメに参加できません」と言われた情報が届きました。

職員の側にも、「実行プラン2018」に対して、直接関わりのある職場の場合には、パブコメができないのだろう、当該職員は計画に意見を述べられないのだろう、利害関係にあるから無理、というような想定が先行してしまい、当初は「都職員パブコメ無理説」が、職場で広がりました。

● 都職員もパブコメができる

なぜ、できないのか、その理由は何か。できるはずである。基本は、行政手続法、これには職員が参加してはいけない特記事項はない、東京都はそもそも条例・規則・要綱、制度上の明文規定がないなどの検討をした結果、「都職員もパブコメができる」という交渉をしてみることとなりました。その交渉では、あっさりと都職員もパブコメができるということを認めました。

当然のことです。有権者の1人でもあり、一番、現場を知っているからこそ、大切な日常の医療活動をおこなっている中での「気づき」の意見を述べることが大切です。そのパブコメの意見は、患者さんのためであり、

働いている一人ひとりの専門性に基づく意見であり、都庁の病院経営本部に対して意見を述べる自由が都立病院内に存在していることを立証していく上でも大切なことでした。

●都職員から寄せられたパブコメ──はじめて意見を述べた看護師

　パブコメの中で、多分、職員のものであろうと推測できる一つを紹介します。多分というのは、情報公開で入手したパブコメのコピーでは、名前と職場は消されているからですが、内容は職員に間違いありません。職場の思想統制から自由になって都立病院の職場から出されたパブコメは、問題点の視点が明確で、初々しいものでした。

　「私は看護師をしています。初めてこのような形で意見させていただきます。都立病院を独法化するプランがあると知り、いてもたってもいられずメールした次第です。

□ 都民、利用者の視点から
　『都立病院新改革プラン2018（仮称）』は、都民生活からの分析・記載が存在しません。『疾病構造の変化』は短くふれていますが、都民の医療ニーズや患者の要望の特徴や変化がどうなっているのか。分析のないプランは、プランといえるでしょうか。
　　　　　　　　　　　　　　　　　（中　　略）
□ 都立病院の「400億円赤字」という報道について
　２月27日付け東京新聞では『赤字経営が続く都立病院について』と書かれています。『400億円の赤字』と新聞、メディアによって報道されることで職員は大変胸を痛めています。職員一同、日々業務効率化を目指して、皆必死に改革の努力をしています。低所得者や診療報酬は低いけれど必要な医療を積極的に担っている自負もあります。
　　　　　　　　　　　　　　　　　（中　　略）

□ 医師・看護師などの勤務実態から

　昨年、都立小児総合医療センターが、夜間・休日の勤務に適正な賃金を支払っていなかったことに対して立川労働基準監督署から是正勧告を受け、2年間の残業代・1億2000万円を支払ったことが報道されました（東京新聞、2017年10月8日）

　残業代未払いも重要問題ですが、医師・看護師等の休日、連続勤務の超過勤務の実態は死者を出すまでに至っており、都立病院も例外ではありません。

　ところが『都立病院新改革実行プラン2018』では、直接医療の質に影響し経営基盤の安定につながる医師・看護師などの激務、超過勤務の状態を改善することについては、「中期計画」には記載されていません。これで本当の改革プランといえるでしょうか。

（中　　略）

　長文、乱文失礼いたします。

　皆さま激務かとお察ししますが、季節の変わり目ですので、お風邪など召されぬようご自愛ください

　これを書いた看護師さんは、最後に「お風邪など召されぬようご自愛ください」と病院経営本部の職員に気づかいをしていました。これまでどれほどのパブコメを読んできたのか、その数を合計することはできませんが、最後のフレーズに「ご自愛ください」で終えたパブコメは、初めて読みました。

　このように地方独法化を含んだ「実行プラン2018」に対して、正当な意見が病院経営本部に集中される中で、都政にある変化が起きました。

5 ＋ 都立病院を守る運動の中で"パブリックコメント改革"を実現

　『実行プラン2018』に対してパブコメとして都民意見が短期間に集まりました。都民の指摘として、パブコメの基本的ルールが存在しないこと、

それは行政手続法基準以下であり、従って30日以上の意見募集期間を設けて、都立病院の将来計画はやり直す必要がある、との意見が複数ありました。

そのような意見が集中されなければ、小池知事の関心外である都民参加による透明な都政の実現など、放置しておけるはずでした。

ところが、「自己収支比率」は都政のねつ造品、「400億円赤字」も筋違いの批判、「計画そのものが法律基準以下」となれば、都立病院の地方独立行政法人化の合法的根拠が欠落していることが明らかになってきました。

そこで、パブコメのわかりやすい欠陥である30日規定について、都政が変化しました。パブコメのための制度（要綱）をつくりました。要綱は、行政上の職場ルールですから、条例のように議会と調整することが必要なく、都政内で決めることができます。

そのパブコメ要綱の名称は、「計画等の策定に係る意見公募手続きに関する要綱」（平成30年3月20日決定）といいます。

『都立病院新改革実行プラン2018（仮称）素案』の策定及びご意見の募集について」の募集期間は、「平成30年2月26日から3月16日（金曜日）まで」。その4日後の3月20日に「要綱」策定です。この要綱は、2018年4月1日から適用です。つまり、「都立病院新改革実行プラン2018」は、対象外という苦肉の策を講じたことになります。

このようにあわててパブコメの要綱をつくったのでした。そして要綱に、「意見の募集期間」が明文化されました。都政史上初めてのことです。

「（意見の募集期間）

第8　意見の募集期間は、原則として、計画等の案の公表の日から起算して30日以上とする。

2　1の規定にかかわらず、特別な事由により30日以上の期間を確保できないときは、30日を下回る募集期間とすることができる。この場合においては、局長は、第5の規定により計画等の案等を公表する際にその理由を明らかにするものとする」

行政手続法の第39条と第40条をなぞらえて急遽つくった「意見公募手続

の要綱（パブコメ要綱）」です。その場を繕い都民世論の批判をやり過ごす行政体質は、都政の劣化現象です。

都政上初めて、「30日以上」の規定が入った文書ができたことは、都民参加の時間保障になるので、"透明性を高める行政改革"です。

しかし要綱は、依然として行政優位の取扱いになります。要綱は、行政権限の範囲内で書き直すことができるからです。

都政は、都道府県の中で、パブコメについては、唯一、制度化をしないことを総務省に明言している自治体です。今後は、議会に「行政手続条例改正」として、「30日規定をいれること」等のさらなる都政の行政改革の課題が残されています。

都立病院を守る運動は、都政改革の行政改革運動に連動させることができる実践的な成果をも生み出しました。

6 ＋パブリックコメントの都民意見…地方独法化賛成ゼロ

パブリックコメント制度の活用については、自治体改革をめざす運動に工夫することが必要です。これまでは、パブコメを出すことに自治体参加の意義が説かれてきました。

パブコメを出すために自治体の計画書を読む、さらに問題点を整理して文章化する過程により、自治体政策について理解が深くなります。さらに個別的なテーマへの関心が高くなれば、医療・福祉や教育や環境の自治体のあるべき姿を考えていくことにつながります。

●日本で初めて取り組んだ「パブリックコメント」の情報公開

しかしパブコメへの期待が薄らいでいる実態があります。それは、市民の意見を出しても、行政当局から真摯に受け止めてもらえないことが多いからです。そうした停滞感のあるパブコメに活力を与えるためには、市民の側の工夫が要求されています。一人の市民のパブコメ提出で留まるのではなくて、他の市民の意見を市民内で共有して、意見を点検して束ねて、

さらに当局に迫っていく、パブコメ提出後の市民による行政改革の連続的な取り組みが必要です。

その作業は、情報公開制度を使います。情報公開手続によってパブコメで出された他の人の意見を公開させることができます。個人を特定する情報（名前・地域）は消えますが、意見についてはそのまま知ることができます。

行政の担当者は、パブコメに付した計画の質問・疑問について、応答する義務があります。そしてその義務は、自治体のHPで「行政の考え方」を開示することで果たされます。

しかし、計画外の意見や計画そのものの問題点については、応答する義務がありません。あくまで計画の中味についての質問疑問に限定されます。

そのために今回の事例のように、30日規定が存在しないという意見については、東京都病院経営本部は応答する義務を負っていないことになります。またこれから都立病院で取り組んでもらいたい医療活動についての都民意見を公開する義務もありません。

そうした実情を打開するために自治体改革の運動として、パブコメの全文を情報公開で入手して、公開された都民の意見を読んで、特徴的なことについて分析することが、大切な取り組みとなります。

これまでの自治体改革運動としては、おそらく初めてとなる「パブコメ全文入手」。その中に地方独立行政法人の賛成意見はあるのか、これまで都立病院との関わりはどのようになっていたのだろうか、今後への期待はどのようなことがあるのだろうか。それは、パブコメの情報開示により、わかってきました。

●検証「都立病院新改革プラン2018」パブコメの情報公開による全文開示

私たちが実際に取り組んだことの一部を紹介します。

「都立病院新改革プラン2018」に対する都民意見のすべてを読むことができました。短いパブコメの期間でしたが、総数（期間内154通）（期間外

１通）が病院経営本部に寄せられました。

　154＋1の都民意見の中には、都立病院で手術を受けた方、家族がお世話になっている方から少なくない都立病院への感謝の念が寄せられていました。そして、同時に地方独立行政法人化になることへの不安・心配もありました。

●医師であり、障がい児をかかえる母親の提案

　障がい児を育てている医師は、都立病院に次のような提案をしています。

　　港区在住の女性医師（49歳）、障がい児と健常児一男一女の母都民の意見としておくります

　　都立病院（都心部）→具体的には都立広尾病院の経営方針の軸に発達障害（軽〜重）の人たち（子どもを含む）をメインに受け容れるセンター的機能をとりいれたらどうでしょうか？

　　現在、増加傾向にある発達障がいの子どもや大人たち、こういう方たちの障がい種別の支援はとても必要だと思います。今は、都立府中など都下でまとまっていますが、23区内、都の山手線内側には、そのような病院がなく、ある意味、足りていない部分だと思います。

　　広尾病院の今の部分（地域の医師会と連携してこの地区の中核病院のところや島の医療の機能は残す）
　　それ以外に防災拠点病院としての新しいセンター機能を残す。
　　さらにそれ以外に発達障がい者支援センターをつくるのはどうでしょうか。（広尾病院には元々、精神科があるのが魅力です）
　　発達障がいの人たち用のさまざまな「科」のある総合病院です。
　　・さらに病院の中に近くの港区・目黒区、もちろん渋谷区などの出張支所をだし、土日もサービスが使える。

・都立特別支援学校に都立病院附属クリニックをおき、オンライン診療したり、必要があれば、センターと行き来できるようにする。

　上記のような提案、ご検討いただけるとうれしいです。都心の発達障がいの専門病院ができると子ども〜大人まで通えるそのような病院がないので、非常に助かります。また地域のコミュニケーションの拠点にもなります。

（中略）

　期待しています　がんばってください！

　このパブコメは、「都立病院新改革プラン2018」のそのものへの意見ではないかもしれません。しかし、医療の専門家でもあり障がい児をかかえた母親の広尾病院の将来構想は、放置しておくことではないでしょう。障がいをもった子どもさんが成長していく中で、必要とされている医療提供は、パブコメに意見を寄せられた医師だけの問題ではないはずです。
　病院経営本部だけではなく、都民のための都立病院のあり方を考えていく上で、私も貴重な意見として受け止めました。

●「都立病院の地方独立行政法人化」には、一人の賛成もなかった

　場面は、都議会厚生委員会。2018年6月7日。
　パブコメ終了後、都立病院を守る署名活動が取り組まれました。3万筆の署名を厚生委員会に提出して、「都立病院を直営で守り、地方独立行政法人化は反対」という都民の声を伝えました。次の引用は厚生委員会の中でのやりとりの一場面です。　（速記録より）

藤田議員：東京都は都立病院新改革実行プラン2018素案に対するパブリックコメントを2月26日から3月16日まで行いましたが、これに対して幾つの意見が寄せられましたか。また、独法化に賛成する声はありましたか。
樋口経営戦略担当部長：本プランの素案に対するご意見といたしまして、

161名の方から、医療機能や患者サービスの向上など、228件の意見をいただいたところでございますが、経営形態のあり方の検討を特段に取り上げて賛成される意見はございませんでした。

　これに対しまして、経営形態のあり方に関する主な意見といたしまして、地方独立行政法人化により採算重視となり行政的医療が維持できなくなるというご不安や、個室料の値上げにより患者負担が増加するというご懸念などでございました。……
藤田議員：都民から独法化を求める声はでていないということです。

　都立病院を守るための運動が組織しただけのパブコメではないことは、すでに紹介をしたように発達障がい者やアレルギー患者さんたちの切実な声もありました。しかし、最大の焦点に設定されている「都立病院の地方独立行政法人化」については、賛成ゼロ、すべて反対ということを担当部長が厚生委員会で認めています。

　都民の世論は、一人の例外もなく直営の存続を求めていることがパブコメの結果でした。

1990年代"都立病院改革"の検証

1 ＋ 1990年代の転機──都立病院の理念は「光」を放つ

　都立病院の歴史的転換点は、4つに時期区分されます。
　第1期は、1970年代。美濃部都政の時に新しい病院政策を打ち出しました。神経病院のように国でも民間でも取り組まれていない分野の医療活動。同時に研究機能の強化も特徴でした。ひと言でいえば、都立病院の拡張期です。
　第2期は、1980年代。鈴木都政の都立病院政策は、美濃部都政のように

拡張期ではなく、停滞期・見直し期になります。都政全体が、減量経営という安あがり都政をめざす行政改革路線が始まりました。具体的な都立病院の統廃合までは着手できませんでした。

第3期は、1990年代。地方分権改革が、国会や自治体で本格的な議論になりました。分権改革としての財政改革（三位一体改革）、市町村合併などの行政改革が表舞台になったために、都立病院の改革論は、継続審議でした。第4期の準備期です。

第4期は、2000年代。都立病院の再編が本格化しました。直営病院は、16病院が8病院に縮小されました。その延長線に地方独立行政法人化がつながっています。

都立病院の再編が本格化する前の「第4期準備期」となる1990年代を振り返ると、東京都の医療政策は、どうなっていたのでしょう。「光」と「影」との混在状態でした。

1980年から90年代は、鈴木都政の医療政策期（1979〜1995）です。

「光」と「影」の2側面から、第3期1990年代都立病院政策の特質を再現します。

● 患者さんに「光」が広がることを願った
　　　　　　「あすの都立病院を考える懇談会」（1990〜1991）

この懇談会は、患者サービスについて検討されました。

注目されたことは、委員メンバーでした。委員の大谷藤郎氏（ハンセン病患者の人権保護等）、行天良雄氏（医事評論家）、高田ユリ氏（元主婦連合会会長・消費者運動・中野区準公選教育委員）、藤原房子氏（日本経済新聞社・婦人部）、肥後和夫氏（財政学）などの顔ぶれは、権力の言いなりになる人物ではなくて、自由で自発的な意見を持ち続けた人々です。しかも医療現場のこと、消費者のこと、財政のこと等を熟知している委員です。

この懇談会で出された最終報告の「患者サービス」は、患者サービスのことを考えると医療とは何か、医療の本質とは何かという問いに正面から

答えています。難問の「医療の本質の定義」を明確に打ち出していました。

　この懇談会は、難解な問いに挑戦をして、次のように患者と医療の本質について、都民の前に考え方を示していました。この30年間、都立病院に関する都政側の文書で、患者と医療の関係性を含めた医療の本質的サービスについて、正面から向き合った記述は、これだけです。

　"医療都政史の証言" として、位置づけることができるので、本文を紹介します。

　…まず患者サービスの基本は、一日も早く患者の苦痛を取り除くことや回復を図るために、質の高い医療を提供することであり、このことが、医療の本質にかかわるサービスである（以下「本質的サービス」という。）であると考える。

　この本質的サービスと患者のクオリティ・オブ・ライフの向上を支えるサービスがあいまってはじめて、質の高い、真に求められる患者サービスの実現が可能になるものと認識し、このような二面を踏まえた視点に立って、患者サービスのあり方を検討した。

　ところで、本質的サービスの根幹は、質の高い専門的医療技術を持ち、それを支える施設・機器が整備され、「説明と同意に基づく医療」（インフォームド・コンセントの原則のこと）が実現され、患者の自己決定権が尊重されるなど、患者にとって、適切な医療が提供されることである。

　クオリティ・オブ・ライフの向上を支えるサービスは、プライバシー確保への配慮、精神的不安、苦痛からの解放、また、患者の立場に立った施設の整備や接遇がなされることはもとより、院内の美しさにまで配慮が届くなど、患者だけではなく患者の家族にとっても「心温まる医療」を実現するものでなくてはならない。

　これは、医療の本質が高い医療技術にあること、患者の自己決定権を軸にして、病院内の美しさを整えて、患者や家族の方に「心温まる医療」にしていく原理原則が示されていました。

そして、この視点から当時の都立病院を見ると、改善すべきことがたくさんありました。医療技術の向上やチーム医療の確立、患者さんのプライバシー保護・待ち時間の短縮・給食サービスの向上等が具体的に指摘されています。その後、都立病院の施設や給食サービスの改善は進みました。本質的サービスとしての都立病院の医療提供については、課題も残されています。

　1991年医療の本質的定義（医療技術含む）がありました。患者さんのための都立病院改革思想があったことは、今日でも耳を傾ける価値のあることです。

　そして、都立病院の果たす医療の具体例として次の区分がおこなわれていました。1990年代都立病院の機能分類は、「行政的医療」ではなかったのです。

【各医療の具体例】（抜粋）

高度医療　高度な医療技術、多くの医療スタッフ、がん医療、
　　　　　心疾患医療

専門医療　精神科（アルコール・リハビリ）医療、リハビリテーション
　　　　　医療、難病医療、小児心疾患などの小児疾患

行政医療　救急医療（休日、夜間等）、伝染病医療、精神科合併医療、
　　　　　へき地・島しょ医療、災害医療

一般医療　地域の診療機能を補完するために必要な、一般医療

（出所）東京都「あすの都立病院を考える懇談会・中間のまとめ」（1990年7月）

　この「高度医療」「専門医療」「行政医療」「一般医療」の４区分は、これからの公的医療、都立病院が担うべき医療を考えていくうえで、非常に

参考になる区分です。

医療の本質定義ができれば、いま、使用されているあいまいな「的」などを入れた「行政的医療」の用語を使う必要がないからです。

2 ✛ なぜ「自己収支比率」を使うようになったのか、出発点を検証する

財政が厳しいという時、都庁内も各都立病院内も、事務幹部も医師も看護師も、「自己収支比率」（Q&A 7 参照）に慣れ親しんできました。

難しい算式を横に置いて、「自己収支比率」が低ければ低いほど、自分の病院の収支が悪いことを意味している、高ければ高いほど収支改善を意味している、という「共通」理解ができています。

この「自己収支比率」は、総務省が全国的な比較のために財政指標として策定したものではなく、東京都が独自につくったものです。いつから、なんのために東京都は創作をしたのでしょうか。

50％の発見に留まりますが、いつから「自己収支比率」を都立病院の経営分析の重要な指標に仕立て上げたのか、が判明しました。

それは、『都立病産院運営基本指針』（1993年10月）からです。

『あすの都立病院を考える懇談会』で患者さんへの医療の本質的サービスの理念が示された、その2年後、「産院の廃止」を含んだ都立病院の縮小路線が、『都立病産院運営基本指針』で浮上してきたのでした。

この『都立病産院運営基本指針』において「経営基盤確立のための基本的方向」として「自己収支比率の改善」を最上位に位置づけて、本格的な活用が始まりました。

● 「自己収支比率」を使うことに、当初、躊躇もあった

「自己収支比率」は総務省（当時は、自治省）の指標ではないために、客観性が乏しい弱点をもちながらも、都当局が都立病院の行政改革・病院の縮小再編について、新しい財政指標としてつくって前に進む決意をしてつくられたものです。

「現在、都立病産院の経営の基本的指標の一つとして、自己収支比率を用いている。自己収支比率を目標とする是非については検討の必要がある。これに代わるべき新たな指標の設定が可能となるまでは、経営指標として自己収支比率の改善を当面の目標とする」（下線部、筆者）

[東京都衛生局病院事業部　『都立病産院運営基本指針』（1993年10月）、p.21より]

　自己収支比率の是非論は、当時の衛生局内の議論としてもあったのでしょう。総務省（当時、自治省）の別な指標は、存在していますから、なぜかという職場内の議論もあり得ます。自己収支比率の採用について、反対の意見が存在したことが推測される文面です。

　その理由は、自己収支比率が、経営データとして、一番低くでる計算式であり、全国比較ができない難点もあるからです。そのために妥協の表現として「当面の目標」と位置づけて都庁内部の決着を「先延ばし」でした。

●東京都と政令指定都市との比較は「虚構」

　比較ができない指標・自己収支比率であるけれど、東京都は「工夫（ねつ造）」の数字をならべて東京都と政令指定都市との比較をおこないました。

　「自己収支比率」は、総務省が共通して自治体に求めている決算統計ではありません。全国的な比較ができる指標ではないのです。

　従って、政令指定都市の比較は、容易なことではありません。政令指定都市の何かの数字を「自己収支比率」に置き換えて、東京都と比較をした可能性が濃厚です。この置き換えた数字は、図表1-2の通りです。

　自治体間比較をおこない都立病院の経営が一般会計に過度に依存していることを警鐘し続けている「自己収支比率」の真相は、「実質収益対経常費用比率」を使った比較であり、「自己収支比率」の計算式とは完全には一致しないのではないでしょうか。これも、「自己収支比率」を採用するに当たり、難問でした。そのような操作による「虚構」は、結果、どのように都立病院の再編・縮小に効果をもたらしたでしょうか。

都立病院の経営指標について、特別に悪い（赤字が大きい）ことの「演出」に成功したのです。

11大都市の自己収支比率は、78.3%。

都立病院の自己収支比率は、65.6%。

図表1-2）「自己収支比率」による都立病院と大都市病院比較

〈都立病院の自己収支比率〉 （単位：%）

	1990年	1991年	1992年
広尾病院	60.7	63.4	65.0
駒込病院	66.0	67.8	67.5
墨東病院	69.6	67.7	69.6
府中病院	64.5	67.9	71.7
松沢病院	60.6	55.9	58.3
都立総合病院	60.3	60.9	63.0

〈政令指定都市の公立病院の自己収支比率・1991年〉（単位：%）

札幌市立病院	82.6
千葉市立病院	80.1
川崎市立病院	80.7
横浜市立病院	75.2
名古屋市立東病院	69.4
政令指定都市の主要全体	80.0

（注）政令指定都市は「平成3年度地方公営企業決算の状況」（自治省報告決算）。この資料には、自己収支比率は掲載されていない。当時の東京都の担当者の創作、転用によるものである。転用した指標は、「実質収益対経常費用比率」。その計算式は、次の通りである。

$$実質収益 \quad 対 \quad 経常費用比率（\%） \quad = \quad \frac{経常収益―他会計繰入金}{経常費用}$$

この計算式は、東京都の「自己収支比率」の計算式と一致しない。

（出所）「都立病産院運営基本指針　1993年10月」（東京都衛生局）

10ポイントも低いのですから、それだけ日本の大都市の病院と比べて、都立病院の経営状態は悪いことになってしまいました。こうした、ねつ造・虚構・演出によって、「自己収支比率」が都立病院の経営指標に無理矢理、押し込まれることとなったのです。それが、現在まで継続しています。

③ 2000年代"都立病院改革"は、財政危機と併走
——「行政的医療」による都立病院縮小

1 ＋ 石原都政による医療政策の後退

　2000年代の都立病院の改革は、今回が初めてではありません。石原都政は、横暴に都立病院の縮小をおこないました。その戦略文書が、『都立病院改革マスタープラン』（2001年12月）です。

　石原都政によって生まれた「病院経営本部」による都立病院改革は、病院を増やすことや看護師養成を増やすことではなくて、再編と縮小路線でした。

　看護師養成について、石原都政は、2000年から2006年の間に、都立看護専門学校を11校から7校に縮小して、4校を閉鎖してしまいました。

　今、都立病院だけではなく、民間病院においても、看護師不足問題は、実に危機的な局面に直面しています。看護師体制が「7対1」（7人の入院患者に対して1人の看護師）が、診療報酬上では高く算定されるために、急性期病棟を維持するためには、絶対的な条件になっています。その看護師体制を低下させてしまうと、診療報酬が激減するため、病院経営では医師確保と併せて、最重要な人材確保になっています。

　安い授業料でお礼奉公もなく自由な気風といわれた都立看護専門学校

が、存続していれば、今よりも多くの看護師を東京都の医療機関は迎え入れることができたのです。政策の失敗とはいえ、都立看護師養成の学校を縮小してきたのは、未来の医療保障を充実させることについて、本当に無神経な石原都政でした。

そして、石原都政の医療政策として特筆すべきことは、都立病院の廃止と経営形態の変更です。経営形態の変更は、都立病院の東京都直営から、公社化を進めたことです。その公社の名前は、「公益財団法人　東京都保健医療公社」、（以下、公社と略）といいます。

公社に移行された都立病院は、次のようになります。

大久保病院	2004（平成16）年	公社化
多摩北部医療センター	2005（平成17）年	公社化
荏原病院	2006（平成18）年	公社化
豊島病院	2009（平成21）年	公社化

廃止された都立病産院は、次のようになります。

荒川産院	1999（平成11年）	休止1995　平成７年
築地産院	1999（平成11年）	墨東病院に統合
母子保健院	2002（平成14年）	
台東病院	2004（平成16年）	休止1996　平成８年
清瀬小児病院	2010（平成22年）	
八王子小児病院	2010（平成22年）	
梅ヶ丘病院	2010（平成22年）	

では、どういう理由で公社化や統廃合されたのでしょうか。これを実行するために病院経営本部は、都財政危機をベースにしながら、「行政的医療」を廃止・公社化の理論付けに使用していました。

2 ✦ "都財政危機"説から生まれた「行政的医療」

　石原都政の都立病院改革は、都財政危機の過大な宣伝が背景にありました。

　2001年7月の『都立病院改革会議報告書』（都立病院改革マスタープランと同じ位置づけ）では、「都の財政は、日本経済の長引く低迷から税収が大きく落ち込み、財政再建団体の転落も見込まれる危機的な状況にある」として、都政全体のリストラの一環として「都立病院改革」をすすめました。しかし、これはありもしない恫喝でした。

　多少、都税収が減っても、その代わりに借金（起債）を起こせば、2〜3年の税収落ち込みはカバーできる程度の財政状況だったにも関わらず、「財政再建団体の転落」と誇張をした2001年7月の『都立病院改革会議報告書』を起点にして東京都は、都立病院の縮小・削減に突入しました。

　その後、都財政危機は東京都財政当局による「過剰宣伝だった」ことが、東京都の財政分析で明らかになります。実際の財政再建団体の転落は、北海道の夕張市だけでした。

　その演出された都財政危機を背景にして、3つの小児病院をセンター的機能として多摩総合小児病院に統合しました。地元の小児病院に通っていた難病をかかえた子どもと家族にしわ寄せがありました。病院経営本部の表現を使えば、「行政的医療の広域化」のためです。

　「行政的医療」について複数のセンター的機能をもちながら、幅広い医療ニーズに総合的、広域的に対応していく医療拠点を整備する[2]。

　東京都直営から公社（東京都保健医療公社）に移管する病院については、「行政的医療」を次のように使用して、公社化の合理性を説明していました。

　「行政的医療」の機能が比較的低く、一般医療機関でも対応が可能な医療を担っていくことから、都の直営である必要はなく、以下のとおり経営

形態を公社化又は民営化する。

　このように「都の直営である必要」がないと明言して、公社化だけではなく、民営化（民間に投げ売り）も構想されていました。なぜ、民営化でもよいのでしょうか。病院経営本部によれば、公社対象になった豊島病院・荏原病院等は、「行政的医療の機能が低い」からです。

　統合廃止された小児３院と公社化された病院とは、経営形態の変化にちがいはあるものの、どちらも「行政的医療」の視点を行使しておこなったのでした。

● "高齢者医療"が消えたのは、養育院を廃止した時だった

　この「行政的医療」について、2006年８月３日に開かれた都庁職「独立行政法人化を考える都庁職学習交流集会」において、次のような発言があります。当時、養育院をつぶす攻撃が東京都からかけられていました。

　養育院支部の長島書記次長（当時）は、「老人医療センター、統合・民営化から独立行政法人化へ、コロコロ変わる都の方針」と題した発言の中で、「行政的医療」が行革のための「理論装置」であることを告発しています。

　「都立病院改革マスタープランについても、都立病院改革会議の中間報告では、行政的医療は東京都がやるのだと。その行政的医療も問題です。切り捨てのために行政的医療と東京都は言い出したわけですから、我々（注：都庁職・養育院支部、筆者）は乗る必要はないのです。中間報告では、エイズ医療とともに高齢者医療も行政的医療に入っていたのですね。ところが、最終報告になると "高齢者医療" が抜けてしまった[3]」

　何のために、東京都は他の道府県にはない「行政的医療」という概念を2001年につくり上げたのか。

　振り返ると、その理由は今日では明らかになりました。

　公社化への経営形態の変更と小児病院の統合のために行政的に正統性を

説明できる「理論」装置を必要としたからです。

東京都独自につくり出した「行政的医療」概念を駆使した説明をおこなって、直営から公社化、さらには養育院の地方独立行政法人化へと都立病院の「改革」をおこなってきたのでした。

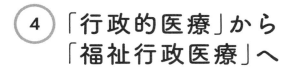

④ 「行政的医療」から「福祉行政医療」へ

1 ✚ 都立病院を縮小させていく「行政的医療」

　行政的医療を確定した目的は、石原都政の福祉と医療の行革リストラでした。すでに検証したように、都立病院の公社化や病産院の廃止の時、行政的医療は「広域化」や「機能の縮小」という理論として使われていました。

　行政的医療という用語は、国にもなく、道府県にもなく、東京都のオリジナルです。その狙いは、都立病院の役割を拡大するためではなく、統合や縮小のためにつくられた「行政理論」であることもわかってきました。

　一方で、一般会計から病院会計の繰入金400億円の根拠にも使われてきたために、行政的医療は、都立病院を守るための"防波堤"の機能を果たしている、という理解も広く存在しています。400億円は、行政的医療の概念がなくても、公営企業のルールで拠出しなければならない性格であり、各病院ごとの一般会計からの繰入明細もようやく分析することができました。

　それに加えて行政的医療は、公立病院の定義として未完成に留まらず、行政的医療そのものも変化していることも、見つけることができました。一般病院で提供できていない医療の量について医療提供することを「行政的医療」から除去して、東京都は医療の量提供から撤退しました。

　都民の都立病院への期待を受けて、充実した都立病院につくりかえてい

くための行政改革が求められている、これが結論です。

　都民にわかりやすく意見も述べやすい基本的理念、それに基づく必要な医療提供によって、日進月歩の医療技術にも対応できる都立病院行政改革をめざせばよいのでしょうか。私なりの試論を述べていきます。

●行政的医療をチェック

　都立病院の役割は「高度医療、専門医療、行政医療、一般医療」の区分でした（p.46参照）。この区分であれば、医療専門家でなくても、理解できることです。行政的医療の「的」もなく、ストレートに「行政医療」と区分されています。あいまいさがない区分でした。

　専門医療は、難病やリハビリ。一般医療は、地域の診療機能を補完するために必要な医療のことです。現在の東京都の行政的医療は、次ページ図表1-3のように区分けされています。

　行政的医療は、3区分に整理されます。

1　法令等に基づき、対応が求められる医療（精神科救急医療他）

2　社会的要請から、特に対策を講じなければならない医療（小児特殊医療他）

3　新たな医療課題に対して、先導的に取り組む必要がある医療（小児がん医療他）

　この3区分は医療専門家には理解しやすいのかもしれませんが、都民には東京都が担うべき医療課題がすべて計上されているかどうか判定し難い区分です。

　前述で取り上げた「高度医療」「専門医療」「行政医療」「一般医療」であれば、日常的な診療科とも連結させて考えることができます。「行政的医療」の難点の一つは、医療の素人の場合、日常的な診療科と結合させて考えるには、難しい定義であるということです。

　さらに行政的医療の重大な変化がありました。

図表1-3) 行政的医療一覧

項目及び考え方		医療課題
1　法令等に基づき、対応が求められる医療	法令上又は歴史的経過から、行政の積極的な関与が期待され、主体となって担うべき医療	・精神科救急医療 ・精神科特殊医療（医療観察法） ・結核医療 ・感染症医療（主に一・二類） ・災害医療
2　社会的要請から、特に対策を講じなければならない医療	都民ニーズ、患者ニーズに比較して、一般医療機関等のサービス提供が質的・量的に不足する医療分野について、都の医療政策を推進する上で担うべき医療	
（1）一般の医療機関での対応が困難な医療	多様なマンパワーの確保や特別な対応が必要で採算確保が難しいことなどから、民間の取組が困難な医療	・小児特殊医療 　（心臓病・腎臓病等） ・難病医療 ・アレルギー疾患医療 　（重症・難治性） ・精神科身体合併症医療 ・精神科特殊医療 　（アルコール・薬物依存等） ・造血幹細胞移植医療 ・エイズ医療 ・特殊救急医療（熱傷等） ・障害者合併症医療 ・障害者歯科医療 ・島しょ医療
（2）都民ニーズが高く、高度な医療水準とそれを支える総合診療基盤により対応する医療	都民ニーズが高く、総合診療基盤に支えられた、より高度な医療や、合併症等への対応等、他の医療機関を補完するために担うべき医療	・周産期医療 　（MFICU・NICU対応等） ・がん医療 　（難治性・合併症併発等） ・救急医療（三次・CCU・SCU・二次（休日・全夜間））
3　新たな医療課題に対して、先導的に取り組む必要がある医療	時代に応じた新たな医療課題に対して、一般医療機関の医療提供体制が確立するまでの間対応する医療	・小児がん医療 ・小児精神科医療、思春期医療 ・移行期医療 ・外国人患者への医療

(出所)「都立病院新改革実行プラン2018」のp.28より

行政的医療の定義がおこなわれたのが2001年。それから７年後の2008年「第二次都立病院改革実行プログラム」までは、行政的医療の定義の中で、「２　社会的要請から、特に対策を講じなければならない医療」として「（３）現状において量的に不足している医療」が入っていました。

　「現状において量的に不足している医療」は、従来の区分では「一般医療」とほぼ同じです。その一般医療は、出発点の「行政的医療」には含まれていました。

　しかし、現在の行政的医療からは、この「（３）　量的に不足している医療」が、脱落しています。

　都立病院の役割は、民間病院で不足している「リハビリテーション」や「救急医療」を補う役割があるとされてきました。

　「都立病院新改革実行プラン2018」を見ても、都立病院の役割として「（３）現状において量的に不足している医療」は、削除されたままです。都立病院の役割として、量的に不足しているかもしれない医療活動はおこなわないと決めたのです。

　これは、都立病院が担うべき医療活動を狭くすることになりかねません。東京都独自の行政的医療の定義は、仮に行政的医療が正しいと仮定しても、それ自体が縮小・後退している問題を抱えています。

　かくも安直に修正ができるのは、行政的医療が都立病院の縮小再編のために使われた経緯があり、今回は都立病院の地方独法化が視野に入っているために、都立病院の役割の縮小の一つとして「量的不足に対する医療」が削除されたままになっていると解釈することもできます。

　医療崩壊が社会問題になっている中で、不足している医療提供から、公的責任がある都立病院が撤退することは、社会問題の解決に取り組む姿勢が問われています。

　行政的医療ではなく、その以前の都民の医療ニーズを反映できる概念の方が、都立病院の役割としては的確でした。従って、都立病院の役割・機能を現代社会に適合させようとすると「行政的医療の見直しが必要」という結論に到達しました。

2 * 充実した都立病院をめざして…福祉医療行政を都立病院で

　都民が望んでいる医療を担い、充実した都立病院へと発展させていくために、行政的医療ではない都立病院の役割についての「再定義」が必要です。

　その「再定義」には必要条件として４つの条件があります。

　第１の必要条件は、都民の医療ニーズを都立病院が積極的に受け入れる「都民要望実現型」であることです。

　これまでの行政的医療は、高齢者医療を欠落させたり、量的に不足する医療から撤退してきました。それを転換しなければなりません。

　高齢者医療は復活させる必要があります。さらには、量的不足の医療については、不足する診療を補う地域医療提供体制づくりの一翼を担う必要もあります。国が進めている病床削減のための「地域医療構想」ではない、診療所の役割や市区町村の要望を反映させた「地域医療構想」へと改革する必要があります。

　その本物の「地域医療構想」において、慢性期に対応した在宅診療等、地域医療不足へ対応する医療の量拡大に寄与する都立病院の新しい役割として再定義する必要があります。

　第２の必要条件は、医療の「本質的サービスの確保」を理念的な定義として復活することです。

　「あすの都立病院を考える懇談会」で指摘されていたのは「（都立病院で提供される医療）本質的サービスの根幹は、質の高い専門的医療技術をもち、それを支える施設・機器が整備され、『説明と同意に基づく医療』が実現され、患者の自己決定権が尊重される」ことです。

　医療技術は日進月歩です。その進歩により、従来であれば治療がむずかしいかった病気も生命を救うことが可能になってきています。がんも、不治の病から「免疫療法」により回復することができるかもしれない。2018年のノーベル医学生理賞を受賞した本庶佑氏のがん患者さんへの生きる希望を与えた研究成果も出ています。

高い専門的医療技術を都立病院が取り入れていくことは、医療の本質的サービスの定義に合致した取り組みです。医療の本質的定義は、技術そのものの応用過程を取り入れることです。

　AI、IOT、ロボットなどの工業製品の導入が医療現場でも進むことでしょう。こうした情報関連を中心としたイノベーションを第4次産業革命、日本政府はSociety 5.0として、医療機器の技術開発も成長戦略の一つに位置づけています。こうした最先端技術の応用・導入については、政府の認可を待ちながら、臨床研究を実践できる病院ごとの体制づくりも必要になっています。

　そしてその医療技術を使いこなせる医師・臨床工学技士等の専門家の育成が、必須の課題になります。これら人と技術の二人三脚による最先端の医療提供が、医療の本質的サービスの確保となります。

　第3の必要条件は、自治体の基本的役割に関わることです。自治体の基本は、地域に住んでいる住民の福祉の増進です。

　自治体の基本法である地方自治法は、次のような条文で自治体の役割を規定しています。

　「第一条の二　地方公共団体は、住民の福祉の増進を図ることを基本として、地域における行政を自主的かつ総合的に実施する役割を広く担うものとする」

　ここで使われている福祉とは、広義の定義であり、保育園や介護だけではなく、医療・衛生・健康対策も入っています。そして病気で失業して収入がなくなった方、一人暮らし高齢者で無年金の方など、生きていくための生活保護を受給する権利保障を自治体がおこなうことも含まれています。

　この地方自治法の福祉理念を都立病院の役割に充当することが、第3の必要条件としての再定義です。

　それを具体化するならば、社会的弱者に対する医療提供を今よりも積極的に取り組むこと、生活に困っている都民すべての人に医療提供を都立病

院がおこなうことになります。

　例えば「無料低額診療」という医療提供をおこなう福祉制度があります。略して「無低診」と呼称されています。

　保険証をもっていない医療難民の方に対して、無料で医療を提供している病院・診療所があります。博愛平等を説くキリスト教系列、無差別平等を実践している民医連（全日本民主医療機関連合会）系列のように誰にでもいつでも医療を提供することを理念にしている病院は、東京にあります。そして博愛平等のキリスト教病院や無差別平等の民医連病院は、「無低診」に取り組んでいます。

　病気になった場合に駆け込んで治療してもらえる病院が、「無低診」の病院です。そのおかげで、貧困者の生命を救う役割を果たしています。この「無低診」は、多くの人が知っている制度ではありません。しかし、この「無低診」は、貧困格差が拡大している現代社会における医療活動としては、必須の取り組みです。

　現在、都立病院は「無低診」の医療活動に取り組んでいませんが「無低診」は、東京都の生活保護行政が所管しています。都庁内の手続きに関することですから、都立病院が「無低診」を取得することは、難しいことではありません。

　都立病院が「無低診」を取得して、どのような社会的状態にあっても医療を受けることができる、必要な入院治療ができるようにすることが、公的責務をもつ都立病院の新しい役割です。

　第4の必要条件は、自治の思想を明確にすることです。行政的医療の欠陥は、行政の思想として、自治が希薄又は存在していないことです。自治の思想が欠落しているために、自治体経営主義に陥っているのです。

　都民は、経営安定のために税金や医療費を払っているのではありません。公共サービスとして都立病院が充実して発展していくことを願って、税金や医療費を払っています。

　行政的医療の経営主義の問題は、「都立病院新改革実行プラン2018」の中でそれぞれの個別都立病院に「経営力向上に向けた取り組み」を強制し

ていることです。それは、「経営実績」を示したうえで、「６つの経営改善指標」を設定しています。

その「経営改善指標」は、「病床利用率」「平均在院日数」「入院単価」「外来単価」「自己収支比率」「**一般会計繰入金**」です。なぜ、この指標が経営改善指標になり得るのでしょうか。隠れた狙いを解釈して明文化すると次のようになりました。

［経営改善指標］　　　　［隠れた狙い］
・病床利用率　　　　報酬が増えるため高い方がよい。
・平均在院日数　　　入院日数は少ない方がよい。ベッド回転をよくして収入をあげる。長くなると診療報酬が下がるため。
・入院単価　　　　　高い診療報酬の医療行為と検査をおこなう。
　　　　　　　　　　単価が上がれば、収入が増える。
・外来単価　　　　　高い診療報酬の医療行為と検査をおこなう。
　　　　　　　　　　単価が上がれば、収入が増える。
・自己収支比率　　　病院の「赤字率」を示す指標として使われてきた。100％に近づけることが経営改善の目標となる。
　　　　　　　　　　自己収支比率は、経営が厳しいことを示そうと東京都が作ったオリジナル指標であり、本来は経常収支比率・医業収支比率を使用すべきである。
・一般会計繰入金　　一般会計からの財政依存を少なくすることで、病院経営の自立性を高くする。医療以外に使う都財政を確保するため。
　　　　　　　　　　「一般会計繰入金」は、救急医療や高度医療などの具体

 一般会計繰入金　自治体には、一般会計と特別会計と公営企業会計がある。一般会計から特別会計へ財政を移すことを、特別会計側は「繰入金」、一般会計側は「繰出金」という。公営企業会計も同様の会計間移動がある。病院の公営企業会計は、国の基準に基づいた必要な医療活動経費として、一般会計からの「繰入金」を収入として計上している。

的な医療活動のために一般会計から入ってくるのであり、経営改善指標に掲げること自体問題。

　この6つの経営改善指標を総称すれば、"コンパクト経営改善指標"とでも言えるものです。このコンパクト化された経営改善指標に基づいた都立病院の運営がおこなわれていけば、短い入院・高い検査費・コストカットとしての人件費・都民負担の増加、という悪循環になってしまうのではないでしょうか。

　行政的医療を根拠にした「都立病院新改革実行プラン2018」では、患者の各都立病院運営への参加は出てきません。職員参加も希薄です。区市町村の基礎自治体の意見を採り上げる仕組みや運営への参加は、皆無です。ひと言で言えば、東京都病院経営本部の都立病院の「経営改善」には地方自治の理念が欠落しているのです。

　行政的医療の改革のための4つめの必要条件は、自治の思想を明確にすることです。区市町村の声が反映できる仕組み（団体自治）、患者利用者の病院運営についての参加方式の構想（住民自治）が必要であり、それにより自治体としての病院らしさが鮮明になると考えられます。

　そうした4つの必要条件、「都民要望実現型」「本質的サービス」「社会的弱者救済」「自治の制度設計」が、行政的医療に変わる、「充実した都立病院」の再定義の要件となります。

●充実した都立病院の未来像

　ではこの4つの再定義を使い、かつ、わかりやすい都立病院の区分をおこなうと、次のようになりました。

充実した都立病院の役割

1）高度・専門医療　　○最先端医療技術を都民に提供

　　　　　　　　　　　○AI／IOTの実証実験・臨床実験

　　　　　　　　　　　○ゲノム遺伝子治療の研究促進

　　　　　　　　　　○医療福祉分野の機器の常設展示センター

　　　　　　　　　　　・医療器具・福祉器具の試し貸しシステム

２）衛生行政医療　　○伝染病、災害・緊急対応のための医療提供体制

　　　　　　　　　　○100種類を超える難病対策のための臨床情報セン

　　　　　　　　　　　ター　（工学士・ワーカー・情報解析担当者の配置）

３）福祉行政医療　　○高齢者医療

　　　　　　　　　　　・かかりつけ医養成の学校設立

　　　　　　　　　　　・訪問看護師専門の養成校設立

　　　　　　　　　　○無料低額診療を全都立病院で着手

　　　　　　　　　　○発達支援センターの設置

　　　　　　　　　　○医療的ケア児、アレルギー対応を全都立病院の医療課

　　　　　　　　　　　題とする。

　　　　　　　　　　○現状において量的に不足している医療の充足促進

　　　　　　　　　　　・子どもホスピス病棟の設置

　　　　　　　　　　　・単身高齢者の緊急入院病床拡大

　　　　　　　　　　　・東京の無医地区への医師配置

　　　　　　　　　　　・看護師巡回派遣による技術支援と在宅ケア強化

　　　　　　　　　　　・家族のレスパイト入院枠設置

４）地域医療　　　　○都立病院のエリア区市町村の首長・議会代表を入れ

　　　　　　　　　　　た「○○病院地域医療推進協議会(仮称)」を設置する。

　　　　　　　　　　○各病院の「経営委員会」等に、労働組合の代表者を

　　　　　　　　　　　入れる。最前線で働く労働者の立場の意見が、経営

　　　　　　　　　　　方針に反映できるようにする。

　　　　　　　　　　○都庁内縦割を改善する。医療・介護・福祉の計画担

　　　　　　　　　　　当の意見交換ができる「委員会」を設置する。

3 ✚ 都立病院行政欠陥の解決は、直営維持が必須条件

●非公務員型の地方独立行政法人しかない

　総務省は、2015年「新公立病院改革ガイドライン（新ガイドライン）」をすすめるために『公立病院経営改革事例集』（2016年3月）を出して、地方独立行政法人化への道筋を誘導しています。

　その事例集に「新公立病院改革ガイドラインQ&A」が掲載されています。かつては、地方独立行政法人には、「一般公務員型」と「非公務員型」の2つがありました。今は、「非公務員型」の地方独立行政法人しかありません。

　「②　経営形態の見直しに係る選択肢と留意事項」
　Q49　経営形態の見直しに関して考えられる選択肢には、「地方独立行政法人（公務員型）は想定されていないのか。
　A49　「簡素で効率的な政府を実現するための行政改革の推進に関する法律（平成18年法律第47号）」により、地方公営企業について一般（非公務員型）地方独立行政法人への移行を推進するとされていることを踏まえ、本ガイドラインにおいても「地方独立行政法人（公務員型）」は基本的に想定していない。」

　総務省が、根拠として示した「簡素で効率的な政府を実現するための行政改革の推進に関する法律」は、小さな政府（新自由主義行政改革）を進めるための行政改革を目的とした法律の一つです。

　しかし、この「簡素にして効率的な政府（略）」法は、自治体改革運動

🔑　**新自由主義行革推進法**　公立病院が地方独立行政法人化されると、職員は全員、公務員ではなくなる。その根拠とされる法律が「簡素で効率的な政府を実現するための行政改革の推進に関する法」（最終改正・2015年5月27日）。公務員を減らし民営化して小さな政府を実現するための法律である。この法律がもつ役割を「新自由主義行革推進法」と定義した。

や研究者の間では、重要な**新自由主義行革推進法**であるという位置づけが、不十分でした。

　この法律は、国の特別会計についての大幅な見直しが目的であると解釈をしていたのです。実際、厚生保険と国民年金の特別会計が統合されたり、道路特別会計・治水特別会計・港湾特別会計・空港特別会計等の開発関係の特別会計の統合がおこなわれたりしたために、国家財政論としては大きな変化をもたらした法律でした。

　それだけではなかったのです。次の条文が存在します。条文のタイトルを見るだけでも、「行革推進」法であることが、一目瞭然です。

「第五十一条　　国家公務員の給与制度の見直し」
「第五十三条　　独立行政法人等における人件費の削減」
「第五十五条　　地方公務員数の職員数の純減」

「簡素にして効率的な政府（略）」法は、その目的に、特別会計の整理だけではなくて、「職員数の純減」「人件費の削減」を含んでいました。わざわざ、独立行政法人の人件費削減の条文まで用意をしているのですから、これは、政府による公務員攻撃、独立行政法人の人件費削減となる直撃弾です。

　この行革法に基づいて、公立病院の「非公務員型地方独立行政法人」を総務省が、「Q&A」で促進することを明言しています。

　地方独立行政法人になったあと、職員数純減と給料削減による人件費削減がおこなわれることは、必須です。経営形態の変化による非公務員型であれば、定数条例からも公務員賃金体系からも外れてしまうので、地方独立行政法人の理事側は、思うように人件費削減に着手することができるわけです。

　この悪法中の悪法の一つである「簡素にして効率的な政府を実現するための行政改革の推進に関する法律（平成18年法律第47号）」は、廃案を求める闘いが必要とされているのではないでしょうか。

● "地方独立行政法人化"は、自治体民主主義を「消滅」させる。都立病院は
　都民の手から離れていく

　1990年代は、医療の本質的サービスとして医療技術と患者を尊重する質
の向上が、2000年代の石原都政は、都立病院の廃止をおこなう「行政的医
療」に転落していきました。その時に、東京都独自に経営指標として「自
己収支比率」が低いことを最大限利用して、都立病院経営悪化論を病院内
外に流布してきました。

　これは過剰な経営悪化論でしたが、今から振り返ると、繰り返されたた
めに都庁の中で無意識に定着してきたようになりました。

　これから公立病院が地方独立行政法人になる場合は、公務員型地方独立
行政法人はありえず、非公務員型地方独立行政法人になります。

　「行政的医療」と「自己収支比率」は、どちらも東京都の独自の医療経
営戦略のための用語でした。それを止めて、充実した都立病院に変えてい
くための「再定義」試案を展開してきました。この章の終わりに、3つの
ことを強調して、明日の都立病院行政改革を展望していきたいと思います。

○ 都民の声が反映される透明なパブリックコメント制度をつくること。

○「自己収支比率」の使用は、止めること。経常収支比率、医業収支比
　率を採用すること。病院ごとの正確な財政情報を提供すること。

○「行政的医療」の定義の見直しをおこなうこと。「高度・専門医療」「衛
　生行政医療」「福祉行政医療」「地域医療」による都立病院の医療提供
　体制をめざす。後退を続けてきた都立病院から、未来に向けて前進す
　る都立病院行政改革に着手すること。

〔注〕

1）総務省自治行政局行政経営支援室に、2018年9月18日、問い合わせた。パブコメ（意見公募手続制度）について、策定予定なしは、東京都であることを確認した。総務省の調査時点は、2017年10月1日。

2）東京都病院経営本部『都立病院改革実行プログラム』（2003年1月、p.89〜90）参照。

3）東京都庁職員労働組合『独立行政法人化で国立病院はどう変わったか』（2006年8月3日）、p.20。文章は、わかりやすくするために部分的に修正を加えた。

〔参考資料〕

・都職労衛生局支部・病院支部・東京自治問題研究所『地域中核病院をめざして——ヒューマンな医療を地域のすみずみに——都立病院白書』（1988年8月）

・東京都区職員労働組合・東京保健医療政策研究会『安心してくらせる　新しい東京の医療——都立病院白書』（1990年12月）

・東京都区職員労働組合『都民のための都立病院をめざす私たちの提案』（1990年12月）

・都職労病院支部・衛生局支部・保健所支部『都民本位の運営で、住民の医療と福祉の砦として期待される都立病院をめざして』（2000年5月）

・東京都庁職員労働組合
『都立病院をなくしていいの？』（2004年11月）
『独立行政法人化で国立病院はどう変わったか』（2006年8月）
『病院の地方独立行政法人化を考える都庁職学習交流集会』（2007年9月）

・東京都企画報道室『東京都公営企業等財政再建の方策——東京都公営企業等財政再建委員会編』（1980年11月14日）

・あすの都立病院を考える懇談会『あすの都立病院を考える懇談会「中間のまとめ」』（1990年7月）

・あすの都立病院を考える懇談会『あすの都立病院を考える懇談会報告書「最終報告」——患者サービスを中心として』（1991年3月）

・東京都衛生局『都立病産院運営基本指針』（1993年10月）

・総務省『公立病院経営改革事例集』（2016年3月）

・都立病院経営委員会『今後の都立病院のあり方について』（2018年1月）

・東京都病院経営本部『都立病院新改革実行プラン2018』（2018年3月）

〔参考文献〕

・拙論「第2期石原都政の社会保障『構造改革』——保育の新自由主義の加速化と都立病院の『NPM行革』」『ポリティーク08　特集石原慎太郎研究』旬報社　2004年

・川上武他『日本の「医療の質」を問い直す』医学書院　2006年

・宇沢弘文・鴨下重彦編『社会的共通資本としての医療』東京大学出版会　2010年

・岡崎祐司・中村暁・横山壽一『安倍医療改革と皆保険体制の解体』大月書店　2015年

・森脇晴記・森浩志共著『図解　地方公営企業の財政制度　改訂』ぎょうせい　1999年

・あずさ監査法人『第2版　公立病院の経営改革——地方独立行政法人化への対応』同文館出版　2016年

・井関友伸『まちの病院がなくなる!?——地域医療の崩壊と再生』時事通信社　2007年

・井関友伸『自治体病院の歴史——住民医療の歩みとこれから』三輪書店　2014年

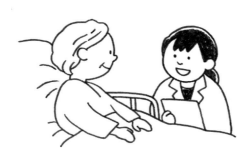

第2章

都立病院の
地方独立行政法人化は
何をもたらすか

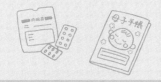

① 病院事業の経営形態と地方独立行政法人

1 ✚ 東京都における多様な経営形態と事業方式

　東京都には、都の直営によって運営する8つの都立病院のほかに、1988年に都と東京都医師会との共同出資（その後に東京都歯科医師会が出資者に加わる）により設立された**公益財団法人東京都保健医療公社**が運営する6病院1施設があります。さらに、2009年に東京都老人医療センターと東京都老人総合研究所を統合のうえ、地独法化した地方独立行政法人東京都健康長寿医療センターがあります。

　こうして現在、東京都には直営病院、公社病院（第3セクターであるが東京都の出資割合は97.4％）、地独法病院による合計14病院プラス1施設が存在しており、多様な経営形態のもとで運営されています。しかも2006年以降、3つの直営病院（駒込病院、松沢病院、多摩総合医療センター）には施設整備に伴い、建設業務、維持管理業務、医療事務等の運営業務などに**PFI方式**が導入されています。また、**指定管理者制度**が導入されているものとして、東京都リハビリテーション病院と東京都立心身障害者口腔保健センターがあり、それぞれ東京都医師会と東京都歯科医師会が指定管理者として管理を受託しています（これらを含めると16病院）。

　公益財団法人東京都保健医療公社　東京都保健医療公社とは、1988年に都と東京都医師会の共同出資（後に東京都歯科医師会も参加、都の出資比率97.4％）により設立された医療機関です。都立病院の公社移管により、現在、6つの病院（東部地域、多摩南部地域、大久保、多摩北部医療センター、荏原、豊島）とがん検診センターを運営しています。

　PFI方式（PFI事業）　PFIはPrivate Finance Initiativeの略で、民間資金を利用して、公共サービスの提供をおこなう手法のことです。都立病院の場合、駒込病院などで導入されており、給食や清掃、医療機器や医薬品の調達などの医療行為を伴わない周辺業務を民間企業が担っています。実態としては業務の民間委託に他なりません。

次に、病院事業の経営形態をめぐる全国的な変化の状況についても見ておきます。図表2-1は2012年度から2016年度までの5年間における公立病院数の変化を示したものですが、全体として減少傾向にあることがわかります。その減少理由を見ると、地独法化と統合による減少が最も多く、ともに28病院となっています。

図表2-1）公立病院数の変化（2012～2016年度）

項目＼年度		2012	2013	2014	2015	2016	増減累計
病院数		847	839	816	812	792	
増加数		8	6	2	3	6	25
減少数		24	14	25	7	26	96
内訳	統合	3	5	5	2	13	28
	廃止			3	1	1	5
	診療所化	5	3	4		3	15
	地独法化	7	2	10	4	5	28
	民間譲渡	1	1	1		2	5
	その他	8	3	2		2	15

(注) 1 増加数及び減少数は、決算対象病院数の増減である。
　　 2 「民間譲渡」には、公的病院等の公立病院以外の病院を含む。

(出所) 総務省「地方公営企業年鑑」（2016年版）より作成

こうした公立病院数の変化からは、国が「公立病院改革新旧ガイドライン」を通じて経営形態の見直しを公立病院に迫り、そのなかでも地独法化や統廃合を政策的に推し進めている様子をうかがい知ることができます。そこで、図表2-2により地独法の種類別の設立状況を見てみると、病院事業の地独法（化）が年々増加しているとともに、地独法全体の約4割を占め、また公営企業型地独法（地方公営企業からの移動）のすべてが病院事業であることがわかります。

 指定管理者制度　指定管理者制度とは、地方自治法の一部改正（2003年9月）により導入されたもので、営利企業を含む法人や団体を指定し、公の施設の管理・運営を包括的に委任し代行させるものです。業務委託とは異なる指定（行政処分）による管理代行ですが、市場化による職員数やコストの削減を狙いとする「公設民営」の一種です。

図表2-2）地方独立行政法人の種類別の設置状況

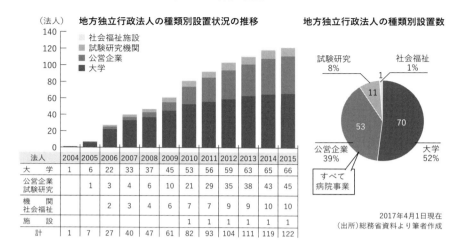

　都立病院をめぐる経営形態の見直し検討も、こうした全国的な状況の下で進められているわけですが、東京都ではすでに全国に先行する形で民活・民間化が多様な形で推進されてきました。こうした多様な経営形態と事業方式について、自治体の関与と独立採算性の度合いによって、それぞれの特徴と位置関係をイメージ化したものが図表2-3です。

　また、経営形態を比較検討する際には、①経営主体（誰が経営の担い手なのか）、②所有関係（誰がオーナーなのか）、③ガバナンス（誰が経営をコントロールするのか）という3つのポイントについて、その違いや得失を都民の視点から明確にすることが重要です。

　図表2-3の左側の囲み部分は、地方公営企業による「直営」を表しています。この場合は、東京都が経営主体であるとともにオーナーでもあり、ガバナンスについては自治行政組織として議会や都民によるコントロールの対象となります。病院事業に適用される**地方公営企業制度**は、一般会計負担を前提とする"不完全な独立採算制"（後述）を基礎としながら、財務規定（企業会計）のみの「一部適用」（東京都の場合）と、公営企業管理者制度にもとづいて行政組織内部での相対的な独立性が認められる「全

図表2-3）東京都の病院事業をめぐる多様な経営形態等とその特徴

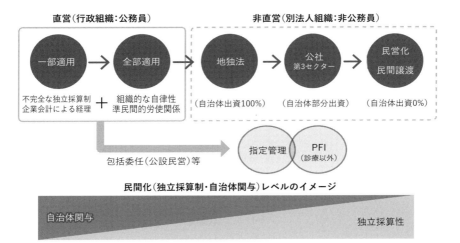

筆者作成

部適用」に分かれます。

　右側の囲み部分は、別法人化(非行政組織化)による「非直営」の諸形態(地独法、公社・第3セクター、民営化・民間譲渡)を表しています。別法人化により経営主体は東京都から各形態に変わりますが、所有関係も出資比率に応じて地独法は東京都の単独出資、公社・第3セクターは都と民間の共同出資、(完全)民営化・民間譲渡は民間のみの出資という具合に変化します。これによってガバナンスも大きく変わり、議会や都民によるコントロールは基本的に及ばなくなるか、きわめて限定化されたものになります。このことをもって「経営の自由度」が増すともいわれ、地独法化等の大きなメリットともされています。

　また、指定管理とPFIは、直営のもとでの包括的な委任(指定管理)や委託(PFI)です。この場合は、医療行為が医師等の有資格者に限ら

地方公営企業制度　地方公営企業とは、自治体が「住民福祉の増進」(公共性)を目的に設置し、自ら経営する企業をいいます。「企業」と称されるのは、主に料金収入(病院事業では診療報酬)により必要経費をまかなう「独立採算制原則」(経済性)に由来し、企業会計方式や公営企業管理者制度(経営の自主責任体制)などの特徴があります。

れるため、病院事業全体を対象とする指定管理者は医師会や医療法人など
の医療機関となり、民間事業者（ＰＦＩ）の場合は病院施設の建設や管理
などに限られるなど、その対象者や業務範囲は限定されます。

　各形態間の矢印については、民間化（独立採算性と自治体関与）レベル
の高低関係を表しています。矢印の方向に進むほど独立採算性が高まる一
方で、自治体関与については低くなる相互の関係を示しています。自治体
関与には、人事や運営に関わる組織的関与と繰出金や出資金などの資金に
関わる財政的関与がありますが、こうした関与のレベルが低くなるほど民
間化の度合いが高まる（つまり独立採算性が強まる）ことを意味していま
す。そして、民間化のレベルが高まるにつれてガバナンスの構造も変化し、
経営の自由度が増す一方で、議会や都民によるチェックやコントロールは
弱まることになります。

2 ＋ 地方公営企業としての病院事業

　自治体が設置するすべての公立病院（地方公営企業）は、1966年の地公
企法の改正によって、同法の財務規定が強制的に適用される事業（一部適
用事業）となりました。これによって病院運営に必要な経費は、自らの収
入（診療報酬を中心とする医業収益など）をもってまかなう独立採算制が
経営原則とされるとともに、そのことを経理するために発生主義と複式簿
記による企業会計の導入が図られることになりました。しかし、同時に社
会的に必要な医療でありながら民間病院では対応が難しい医療の提供は自
治体病院の役割とされ、その経費（行政的経費＋不採算経費）は一般会計
が負担するという経費負担区分原則が制度化されました。

　なお、この負担区分原則は、自治体内の病院会計と一般会計との間にお
ける負担区分ですが、その財源については**繰出金基準**（総務省通知）にも
とづき地方交付税措置されています。ただし、東京都の場合は富裕団体と
みなされ不交付団体とされており、**地方交付税措置**の対象外とされていま
す。このほかに自治体の独自の判断による基準外の繰出金（繰出金全体の

1〜2割前後）があり、また厚生労働省からは**国庫補助金**が交付されています。

このように完全な独立採算制ではないという意味で、地方公営企業の独立採算制は"不完全な独立採算制"と呼ばれています。こうして、地方公営企業の制度的理念である「公共性の確保」と「経済性の発揮」は、**経費負担区分制度**が公共性を、そして独立採算制が経済性を体現していることになります。すなわち、地方公営企業における経済性の発揮とは公共性を前提にしたものであって、公共性が損なわれてまで経済性を追求することは許されていません。とりわけ病院事業においては、事業収益のほとんどが公定価格である診療報酬であり、医療サービスの価格を自己決定できない仕組みとなっています。医療への株式会社の参入が認められないこととも併せて、きわめて高い公共性が求められているのです。

都立病院は、現在、地公企法の一部適用事業となっていますが、その特

繰出金基準（繰出基準）　自治体の一般会計等から地方公営企業に対して必要経費を支出する（繰出す）際に、どれくらいの金額を支出するのか、その基準を自治体に示した総務省の通知のことです。毎年、「平成○○年度の地方公営企業繰出金について（通知）」という形で発出されており、基本的にこの通知（基準）にしたがって公立病院に繰入金が投入されています。

地方交付税措置　地方交付税とは、地方自治体の固有財源として、本来は地方税収入により確保すべき一般財源です。しかし、自治体間に財政力格差が存在し、国・地方間にも税源の偏在があるため、すべての自治体が医療等の必要な行政水準を維持するために必要な財源を保障するために、国が自治体ごとに不足財源を交付（措置）することをいいます。

国庫補助金　国庫補助金とは、国が特定の施策を奨励又は財政支援をおこなうために、地方自治体に交付する国庫支出金で、国が義務的に負担する国庫負担金や国の委託事務に伴い全経費を国が負担する国庫委託金とは区別されます。病院事業では、救急医療、周産期医療、災害医療などに国庫補助金が交付されており、補助対象は施設整備費と運営費に分かれます。

経費負担区分制度　病院事業では、必要経費を自らの収入（診療報酬等）をもってまかなう独立採算制がとられています。しかし、社会的に必要でありながら民間病院では対応が難しい医療の提供は自治体病院の役割とされ、その経費（行政的経費＋不採算経費）は一般会計が負担するルールが制度化されており、これを経費負担区分原則といいます。

徴は、図表2-4に示すように地方公営企業の4つの要素のうちの2つ（独立採算制と経費負担区分制度）が適用され、独立採算制を経理するために官庁会計ではなく、発生主義と複式簿記による企業会計が導入されていることです。その一方で組織的には、公営企業管理者制度の適用がないために一般行政組織のままとなり、都立病院の組織・職員ともに知事部局（福祉保健局病院経営本部）に属しています。

図表2-4）地方公営企業の4つの要素

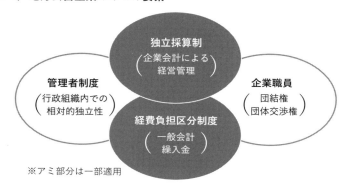

※アミ部分は一部適用

筆者作成

　これが条例により地公企法の全部適用化がなされると、公営企業管理者制度にもとづいて病院事業管理者（任期4年の特別職）が置かれ、病院事業については設置者である自治体の長とほぼ同格の権限をもって病院事業を経営する役割と責任が与えられます。具体的には、会計事務、予算原案の作成（予算の調製と議会提案は長の権限）、決算の調製、職員人事、契約など業務全般にわたる権限を有し、長の指揮監督や議会関与を必要最小限にとどめ、管理者自らの判断と責任により病院経営ができるようになります（地公企法第9条）。

　また、職員の身分については地方公務員であることに変わりありませんが、一部適用の場合には職員団体であった組合組織は、正式な労働組合法の適用を受ける労働組合として結成できるようになります。また、これに伴い賃金などの労働条件に関する団体交渉権が認められ、交渉で合意した

ことは労使による労働協約を締結できることになります。もし、正当な事由なく団体交渉を拒否したり労働協約を反故にした場合は不当労働行為となり、地方労働委員会に救済を申し立てるなどの対抗措置を講じることもできます。すなわち、労働基本権三権のうち争議権以外の二権（団結権、団体交渉権）が認められるわけです（地方公営企業等の労働関係に関する法律）。

このように地公企法の全部適用は、地方公務員の身分と行政組織としての位置を維持したまま、病院事業に関する全般的な権限が管理者に与えられ知事と同格の地位を得ることになります。また、労働関係についても民間の労働組合に準じた取り扱いとなり、賃金などの労働条件について一般行政組織とは別の自主的な取り扱いを取り決めることもできます。しかし実際には、こうした制度の趣旨や仕組みがそのとおり適切に運用されているとはいえない実態があります。

3 ＋ 地方独立行政法人制度の概要と本質

① 地方独立行政法人の定義と類型

地方独立行政法人法（これ以降、単に「法」といいます）とは、第2条によれば、ⓐ公共上の見地からその地域において確実に実施される必要のある事務・事業のうち、ⓑ地方公共団体自身が直接実施する必要はないが、ⓒ民間に委ねては確実な実施が確保できないおそれがあると、ⓓ地方公共団体が認めるものについて、ⓔ効率的・効果的におこなわせることを目的として、ⓕ地方公共団体が設立する法人、と規定されています。

この定義は、国の独立行政法人の定め（独立行政法人通則法第2条）とほとんど同様のものです。それもそのはずで、地独法は政府の「平成15（2003－引用者）年度中に地方独立行政法人制度を創設する」（「規制改革の推進に関する第2次答申（別表）」2002年12月）という方針を受けて、国の独法制度を地方自治体にも導入することをめざし、その骨格を受け継ぐ形でつくられたものだからです。

ここで留意すべきは、地独法が対象とする事務・事業が、確実に実施される必要がありながら、自治体が直接実施する必要がなく、しかし民間に委ねては確実な実施が確保できないおそれがあるもの、とされていることです（ⓐ～ⓒ）。その事務・事業の具体的な「業務の範囲」としては、試験研究や大学などとともに、地方公営企業としておこなう8つの事業（地公企法の一部適用を含む強制適用事業）が、水道事業から病院事業まで列挙されています（法21条第3項）。

　このように地独法では「業務の範囲」が限定列挙され法定化していますが、国の独法の場合は国が主体となって直接実施すべき事務・事業の原則を定めたうえで、何が該当し、何が該当しないかを省庁ごとに交渉して、確認できたものから独法化していきました。そのため原則を定めた通則法と独法ごとの個別法という二重構造になっているのですが、地独法の場合は一つの法律で一律に業務範囲を定めています。その理由として、業務範囲の判断を自治体に委ねると業務のほとんどを地独法化できる可能性が生まれ、基礎的自治体の役割や責任などから問題視された経緯があり、これにより窓口業務の地独法化は不可能になったとされていました。しかし、2018年4月施行の法改正において後から窓口業務が業務範囲に含まれたように、ⓐ～ⓒの判断はきわめてあいまいであり、病院事業は自治体が直接実施する必要がないとする根拠はありません。

　これら地方公営企業の業務（事業）を実施する地独法は、「公営企業型地方独立行政法人」という名称で類型化され、「住民の生活の安定並びに地域社会及び地域経済の健全な発展に資するよう努めるとともに、常に企業の経済性を発揮するよう努めなければならない」（法第81条）と規定されています。これに対して地公企法の場合には、同じく「経済性の発揮」を掲げながらも、「その本来の目的である公共の福祉を増進するように運営されなければならない。」（第3条「経営の基本原則」）と規定していて、「本来の目的」は公共の福祉の増進であることを明確にしています。このことからも公営企業型地独法（本章において「地独法」とあるのはすべて公営企業型を指します）の本質は、「経済性の発揮」つまり独立採算性の追求・

強化にあるといわねばなりません（ⓔ）。この点は、事業の見直しによる民営化や廃止を求めながらも、独立採算制を前提としない国の独法との大きな違いともなっています。

ただ、同時に忘れてはならないことは、地独法はⓐ〜ⓒについて自治体が認め（ⓓ）、自治体の議会の議決によって設立される（ⓕ）ことです。地方公営企業の法定8事業の場合には、地公企法が強制的に適用されるのとはこの点が異なります。このため、公営企業型地独法を任意で適用している事業は唯一病院事業だけとなっており、水道などの他事業には地独法化の例は見られません。また、地独法病院の数については増加する傾向にありますが、その実勢は2017年10月現在で、法人数が54、病院数が89、地独法化予定病院数が5とされています（全国地方独立行政法人病院協議会調べ）。全体（792）に占める地独法病院の割合は11.2％にとどまっており、ほとんどの自治体では公立病院の直営を維持していることになります。

② 地方独立行政法人の運営体制の特徴とガバナンス

地独法の運営体制の全体像を示したものが図表2-5ですが、その第一の特徴は、目標の設定と業績の評価にもとづく組織・人事・財務の全体にわたる成果主義管理（目標→計画→実施→評価→見直し）にあります。しかも、それが議会や住民の関与を最小化または排除するなかで、主に設立自治体の長と外部委員で構成される評価委員会とのやり取りによって進められることが第二の特徴です（図のアミかけ部分）。そのことは、評価委員会の役割として法定化されている業務を見れば明らかで、業務実績の評価、長の事前意見聴取に対する意見提示、長に対する意見の申し出など、これら法定事項は組織と財務を中心にして11項目にも及びます。

そのような組織運営の概要は、まず設立自治体の長が「中期目標」（3〜5年）を設定することから始まり、それにもとづき地独法が「中期計画」（3〜5年）を作成するとともに、それを長が認可（ともに議会承認が必要）したうえで「年度計画」が作成され（長へ届出）、毎年度の業務が執行されることになります。そして中期目標（中期計画）期間の満了時において

図表2-5）公営企業型地独法（非公務員）の運営体制とガバナンス

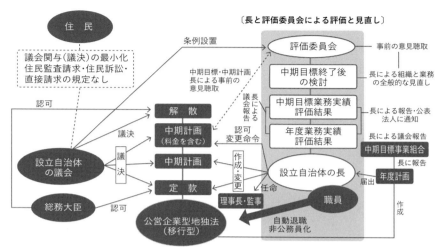

筆者作成

は、評価委員会に対する事前の意見聴取を経たうえで、長が組織・業務について全般的な見直しの検討をおこなうとされています。この「全般的な見直しの検討」は、現状の業務や組織の維持・継続を前提にした検討ではなく、事業の廃止や経営形態の再変更を含むほか、組織の再編や業務の抜本見直しに及ぶまさに「全般的な見直し」です。

要するに、地独法への移行（地独法化）とは地独法を終着点としたものではなく、全般的な見直しの検討結果にもとづいて、統廃合、再編、民営化、民間譲渡へといたる前段（通過点）に過ぎない可能性を制度として組み込んだものといえます。この点は地独法のお手本となった国の独法制度の「中核」ともなっており、「中期目標期間終了時における独立行政法人の組織・業務全般の見直しについて」（2003年8月1日閣議決定）では、「独立行政法人においては、中期目標期間終了の都度、組織及び業務全般の見直しを行うことが制度の中核と位置付けられている。この仕組みにより、各主務大臣及び独立行政法人は、経済社会情勢等を勘案し行政主体が担う必要性が乏しくなった事務及び事業の廃止あるいは民営化を行い、また、

時宜に応じた業務運営に改めるなど、組織及び業務の在り方全般について機動的・弾力的な対応を行うことが求められている。」としています。

　また、「新公立病院改革ガイドライン」（Ｑ＆Ａ）のなかで総務省は、「現在黒字経営の病院といえども将来にわたって持続可能な経営体制が確保できる保障はない以上、病院経営の更なる改善を目指して、経営形態の見直しの検討に取り組んでいただきたい。」（Ａ48）と答えており、国は公立病院の経営状況の如何にかかわらず、地独法化を中心とした経営形態の見直しを継続的に求めています。そして、「今後、公的病院、民間病院等との再編や事業譲渡等について踏み込んだ検討が必要な理由は何か。」（Ｑ47）との問いに対しては、「…地域医療構想を踏まえて当該公立病院の役割を検討した結果、公的病院、民間病院等との再編が必要となるケースが生じることも想定される。…他の医療機関との統合・再編や事業譲渡等にも踏み込んだ改革案についても検討の対象とすべきである。」（Ａ47）としています。

　このような国のスタンスを見るならば、地独法化は自治体病院の経営改善が主たる目的ではなく、自治体病院を先導役にして地域医療構想の実現をめざす病院の統廃合・再編のゲートウエイとしての位置にあるといえます。その最終目的は、地域医療構想にもとづく医療提供体制の統廃合・再編による合理化であり、そのことによる医療費（国負担）の抑制と市場化にあるといってよいでしょう。このことを「公立病院改革ガイドライン」の新旧の違いと重ね合わせて考えると、「旧ガイドライン」（2007年）が個別病院の経営改善を主たる目的としたものであったのに対して、「新ガイドライン」（2015年）ではそうした経営改善を地域医療構想の中で実現させていくものであると捉えることができます。いわば個々の公立病院に厳しく経営改善を迫りながら、医療提供体制の統廃合・再編を進めていく手段となるのが地独法化であり、地独法制度に組み込まれた「組織・業務の全般的な見直し検討」は、そのために機能すると見ることができます。

② 地独法化の現実と 地独法病院の実像

1 ＋ 地独法化により実際に起きた職場等の実態

　ここでは、地独法化によって実際に起きた職場などにおける実態について、３つの実例によって紹介することにします。職員数・病床数は2014年度現在（「病院経営分析比較表」）によるものです。また、最初の２つの事例は、地独法化から比較的間もない時期に現地調査をおこないまとめられた論文（萬代望「地方独立行政法人化にむけて経営上のポイントと今後のあり方」2011年、保健医療経営大学紀要NO.3）からの引用です。直営病院が地独法化されたことでどのような変化が生じたかを知ることができます。

【地方独立行政法人大阪府立病院機構】

　大阪府立病院機構（職員数3,582人、病床数2,667床）は、2006年４月に５つの大阪府立病院（急性期・総合医療センター、呼吸器・アレルギー医療センター、精神医療センター、成人病センター、母子保健総合医療センター）を地独法化して設立されました。地独法化により、人事、給与、職場環境、患者負担、繰入金などがどのように変化し、いかなる結果をもたらしたかについて、以下のように報告されています。

> 「人事について、定数条例から外れ、100名程度減員を行った。うち76人は行政職であった。さらに事務事業は、集約化とアウトソーシングにより５年間で130名減を目指している。但し現場からは、仕様書の作成・見積もり、業者とのやりとりなど行政職の仕事が、現場の現業職員の仕事になり業務量が増えて疲れきっているという話や、独立法人化移行時、行政職76人削減の中、試行期間なしのＩＴ・システム変更で、職員の給与や交通費の誤差支給がしばらく続いたという話が聞かれた。」

「給与については、**国立病院機構**の基本給表(民間病院の給与の実態を考慮して、民間より水準の高い非役付職員の給与カーブをフラット化したもの)を適用している。また、単年度収支が黒字の診療科医師に対し、職階に応じてボーナスを決定して勤勉手当に加算を行っている。」

「職種間の矛盾が広がりチームワークに乱れを与えているとか、さらに医師間でも矛盾が生じているとかという側面もあって、『医師集めをお金で釣って、看護師や医療スタッフを安く使い、患者より病院を縮小している』という批判の声もある。医師からも、『お金に目がくらむより、働く喜びややりがいや人のためにといった考え方が基本にあり、このようなお金で手当てをしてくれるより、働きやすい環境のほうが重要だ』といった意見も出ている。」

「繰入金については、総務省の基準に従うとしているが、都道府県の裁量部分の見直しは行っており、今後も負担金のカットは当然ありうると考えているとのことである。」

「組合からの意見で、移行後3年目を迎えて医療現場は、『目標に追われて息をつく暇がない』『医療事故を起こす前にやめたい』など、特に看護師の離職に歯止めがかからないと言われている。また、看護師の退職は、年間200名に上っており、平成19年(2007年―引用者)4月から採用年齢を40歳に拡大したが、職員は確保されず、毎月募集をしているのが現状だとか言われている。」

国立病院機構　国立病院機構は、143の医療施設や看護学校等を有する日本最大の病院ネットワーク組織で、旧国立病院・療養所を引き継ぎ、2004年に厚生労働省所管の独立行政法人(公務員型)となり、2015年に非公務員型に移行しました。給与減額や変形労働時間制など労働条件の悪化が生じたことが大きな問題となり、裁判でも争われました。

「独法化されて以降の府立病院の患者負担増の実態であるが、セカンドオピニオンは、30分7,400円だったものが、45分21,000円になったことや、非紹介患者初診療加算が、1,701円から2,625円になった。その他、分娩料加算や多胎分娩加算が増えたこともあり、患者にも負担がいっているということも指摘されている。」

【地方独立行政法人岡山県精神医療センター】

岡山県精神医療センター（職員数279人、病床数262床）は、直営時代から県の精神科医療の中核的役割を担う病院とされていましたが、2007年4月に地独法化されました。地独法化による人事、給与、繰入金の状況について、以下のように報告されています。

「給与については、県の給与体系を引き継いだとしている。ただし、今後新しい人事制度の導入を検討しており、内容は、目標管理による人事評価制度の導入と、職務職責に応じた人事給与体系の導入であり、年功序列型から脱却するとしている。具体的には、昇給のスピードや職務手当の創設を導入し、頑張った人や能力・実績に応じてそれに相応しいポストと給与を与えるとしている。」

「繰入金については、従来どおりとしているが、今後の減額は当然と考えているようである。理事長自身の考え方としても、赤字部門については、補助金の半額で、民間が運営できるなら、県も民間にまかすことになると発言している。」

【地方独立行政法人東京都健康長寿医療センター】

東京都健康長寿医療センター（職員数830名、病床数550床）（これ以降、単に「センター」と略します。）は、平成21年に老人医療センターと老人総合研究所を統合したうえで地独法化されたものです。地独法化に伴い大きく変わることになった特徴の一つは、新たな人事・給与制度として、「個

人の能力・業績を反映した人事・給与制度」（「第一期中期計画」2009〜2013年）が導入されたことです。

　その新たな人事・給与制度は、「人事考課制度の導入」と「業績・能力を反映した給与制度の適切な運用」によって推進されます。前者は「職員の業績や能力を的確に反映した人事管理」をおこなうための個人評価に関するものであり、後者はそうした評価結果を具体的な給与体系に当てはめるものといえます。そのために導入されたものが、理事長や理事などの管理職に適用される業績をより反映させた「年俸制」と、全職員を対象とする年功に応じた生活給部分と業績を反映させた成果給部分により構成される「複合型成果主義給与制度」と呼ばれるものです。

　センターの職員給与規程には、「複合型成果主義給与制度」という名称の記載はありませんが、センターの基本給がいくつもの要素により構成される複雑な給与体系となっていることが特徴です。個人別の基本給は、これらを組み合わせることになりますが、その構成要素として、年齢給（年齢）、勤続給（最終学歴）、職能給（主事・主任・係長）、成果給（課長以上の管理職）などがあり、こうした複雑な基本給をベースにしながら、そこに夜勤手当、役職手当、専門職手当、職種手当など個別に適用される13種類の手当を加算して実際の給与が支払われることになります。

　センターの場合には、50歳で生活給（年齢給と勤続給）が頭打ちとなり、主事から主任・係長に昇格して上位の職能給に移行しない限りは昇給ストップの状態になります（都の場合の昇給停止は55歳）。その一方で、管理職には成果給が支給され、最高額で課長（4級）が245,000円、部長（5級）では320,000円が支払われることになります。そのうえ別途、主任以上から役職手当が支給され、総括部長になると230,000円が支払われることになります。また、賞与については、基本給と諸手当の合計額に支給月数等を乗じるとともに、各人の職務の評価に応じて理事長が定める成績率（最大100分の120）を乗じた額とされています。

　このように生活給としての年功給の水準を低く抑え、かつ賃金カーブを50歳で頭打ちとするとともに、上級職位ほど有利な形で能力給や成果給を

厚くすることにより、人件費総額を抑制しながら、職員のモチベーション
を高めていく仕組みが「複合型成果主義給与制度」に他ならないといえま
す。しかし、このような能力や成果を給与に反映させる仕組みは、その前
提として個人ごとの昇格と、そのための人事評価を不可欠とするものであ
ることに留意する必要があります。なぜなら、このことは過酷な労働環境
に置かれている医療現場を統率するうえで、また組織と個人の目標管理と
連動させながら病院経営をおこない、医療提供体制の再編・統廃合を実現
していくうえで、きわめて有効な人事管理ツールとして機能する可能性が
あるからです。しかし、こうした人事・給与制度が職場に何をもたらすか
は明白です。先の大阪府立病院機構の医師による「お金で手当てをしてく
れるより、働きやすい環境のほうが重要だ」とする声に真摯に耳を傾ける
必要があります。

　患者負担については、大阪府立病院機構の場合と同様に利益追求が優先
される傾向が見られ、地独法化に伴い全体の25％にあたる140室（都立病
院では約10％）を個室に変更し差額ベッド代を徴収するとともに、入院時
には10万円の保証金を徴収することとしました。

　これまで３つの地独法化の実例を取り上げてきましたが、そこから見え
てきた共通する懸念や問題点については、次のとおり整理することができ
るでしょう。

【人事・給与・職場環境】

○能力主義・成果主義による人事・給与制度の導入は、生活給（年功給）
　部分を圧縮し上位職位への配分を厚くすることを通じ、人件費総額を抑
　制しつつ、苛酷な労働環境のもとであっても、目標管理にもとづく個人
　の業績評価とそれによる昇格・昇給誘導を容易に職場内に浸透させるこ
　とになります。
○この結果として、職種間や個人間における評価の歪みや生涯賃金格差を
　拡大させるとともに、これにより有形・無形の競争や軋轢が職場内に生
　まれ、医療の質を左右するチーム医療の形成を阻害する懸念があります。

【患者負担】

○地独法化は、直営（地方公営企業）以上に独立採算制が強く作用する制度設計となっており、このことが利益第一主義の追求となり患者負担の増大と儲かる医療への変質を招きかねません。

【一般会計繰入金】

○地独法では、制度上は地方公営企業の経費負担区分制度を引き継ぐ形となっていますが、実態としては繰入金が削減される傾向が明らかとなっています。「全国地方独立行政法人病院協議会」のアンケート調査（2013年10月実施）によっても、地独法への移行後の状況として、繰入金が増額した例は皆無で、減額された例が4市（資本的収支分もしくは基準外繰出金の階減等）、ほぼ同額が8市という結果となっています。

2 ＋ 比較経営分析による地独法病院の実像

① 全体としての経営形態別の比較経営分析

　地独法化の大義名分は、直営の「制度的な制約」から逃れ経営の自由度を高めることによって、直営では達成できない経営改善を実現することとされています。そこで、実際の地独法病院がそうした大義名分を実現できているのかについて、直営病院との比較経営分析をおこなうことで地独法病院の実像に迫ることにします。

【全体の状況】

　まず、全体としての経営状況を把握するために、最も代表的な指標である経常収支比率の経営形態別の推移を見ることにします。この指標は、経常的な費用が経常的な収益（医業収益など）によってどの程度まかなわれているかを示すもので、これが100％を下回ると損益勘定における赤字とみなされます。なお、この**経常収支**における経常収益には**一般会計**からの繰入金や国庫補助金が含まれています。

図表2-6）経営形態別の経常収支比率の推移

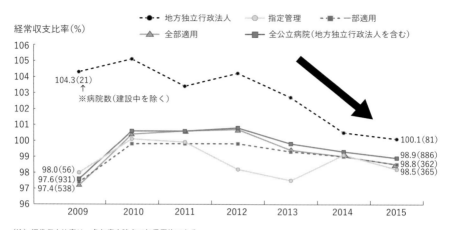

(注) 経常収支比率は、各年度末時点で加重平均である。
　　指定管理の経常収支比率は、地方公共団体の病院事業会計と指定管理者の決算を合算したものである。
（出所）「地域の医療の確保と公立病院改革の推進に関する調査研究所」より作成

　これを見ると地独法の経常収支比率が、2012年以降に直営病院などと比べ際立って急速に悪化し、わずかに黒字を維持している状態となっていることがわかります。地独法病院のみが急速な悪化を示していることから、そこには地独法に固有の事情があると考えるのが自然です。そこで、その要因を探るために収益面と費用面の両方を見ることにします。

【収益面の分析】
　収益面の分析として、地独法病院は地方公営企業（直営）における経費負担区分原則を基本的に継承していることから、直営病院とともに一般会

 経常収支　経常収支とは、経常費用（医業費用＋医業外費用）と経常収益（医業収益＋医業外収益）の関係を示すもので、経常収支比率（経常収益÷経常費用）は、通常の病院運営による費用が収益によってどの程度賄われているかを表す指標です。これが100％未満の場合は、経常損失（赤字）が生じていることを意味します。

　一般会計　一般会計は特別会計と地方公営企業会計で処理しない会計すべてを扱い、通常の行政経費を扱う会計です。

計繰入金の存在が収益面に大きく作用しています。そのため繰入金の状況を分析するために、経営形態別の「運営費繰入金対経常収益」の推移（図表2-7）を取り上げます。この指標は、運営費に対する繰入金が経常収益に占める割合を示すもので、この比率が低くなるほど繰入金に依存しない自立した経営であることを意味していることになります。

　地独法病院の場合は、そもそもこの比率の水準が他の経営形態と比べ高く、それが最近になって急速に低下していることが示されています。具体的には、地独法病院の「運営費繰入金対経常収益」は、2008年時点では直営病院よりも約8ポイントも高い水準にありましたが、2015年にはその差が2～4ポイント程度にまで縮小しています。それでも、地独法病院は他の経営形態と比べ一般会計への依存度が大きく、地独法化の根拠とされる「経営の自由度」とは裏腹に、繰入金の動向により経営が左右される状況にあることがわかります。

図表2-7）経営形態別の運営費繰入金対経常収益の推移

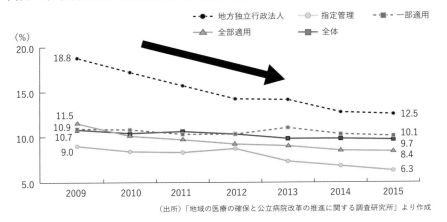

（出所）「地域の医療の確保と公立病院改革の推進に関する調査研究所」より作成

【費用面の分析】
　病院事業の特性として、費用構成の中で最も大きなウエイト（約半分）を占めているのが人件費（職員給与費）であることから、費用面の分析においては職員給与費の状況に注目します。図表2-8は、経営形態別の職員

給与費比率（経常費用に占める職員給与費の割合）の推移を表したものですが、これによって地独法病院の特徴と推移を見ることにします。

まず気づくことは、地独法病院の給与費水準が他の経営形態と比べてかなり低い水準を推移しているということです。これは給与費水準が職員の人数、年齢、職種などにより低く抑えられていることをうかがわせるものですが、他の費用項目が大きいため給与費の比率が小さく見えている可能性も皆無とはいえません。ただ、ここでは経常収支比率の急速な低下を探るのが目的なので、職員給与費の水準ではなく変化に着目すると、比較的フラットな動きをしていることがわかります。

図表2-8）経営形態別の職員給与費比率の推移

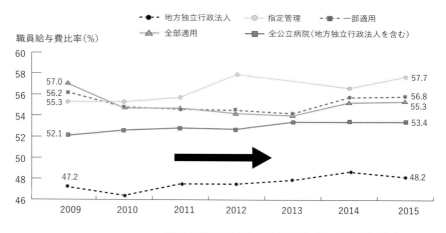

（出所）「地域の医療の確保と公立病院改革の推進に関する調査研究所」より作成

以上の収益・費用両面からの分析結果としていえることは、地独法病院の経常収支比率の顕著な下落傾向は、もともと高い水準にあった一般会計繰入金の減少（運営費繰入金対経常収益の推移）によるものであるという点です。直営時代の制度的制約から離れ、経営の自由度を高めた自立的な経営を実現すると喧伝されてきた地独法化ですが、実際には一般会計繰入金への高い依存度によって当初はきわめて高い経常収支比率を実現したも

のの、一般会計繰入金の削減とともに経常収支比率が急速に低下してきたというのが真実といえます。それでも経常収益に占める運営費繰入金の水準は直営病院よりも高いのです。

② 直営病院と地独法病院の経営成績をめぐる個別比較

先の比較経営分析では、直営病院と地独法病院の全体的な比較をおこないましたが、個別の病院経営に関する分析を追加することで、より具体的な実態の把握を進めることにします。そこで、総務省が発表している「病院事業決算状況」と「病院経営分析比較表」（2016年度）を活用して、損益計算書ベースで直営公立病院と地独法病院との比較をおこない、決算データによる具体的な検証をおこなうことにします。検証方法は、両者ともに一般会計等からの繰入や国庫補助金の状況が病院ごとに異なることから、単純に比較しやすくするために、経常損益からこれら収益勘定繰入金（実繰入額）と国・都道府県補助金（地独法では補助金等収益）を控除し、病院単独の収支（これを「純自己収支」と呼びます）を算出したうえで、純自己収支差額がプラスとなった病院を抽出することにしました（なお、東京都の「自己収支」には国庫補助金が含まれていますが、ここで用いる指標はそれを除いた「純自己収支」です）。

地独法化の推奨どおりであれば、経営効率がより優れているはずの地独法病院が、純自己収支差額がプラスである病院の数・金額ともに直営公立病院を大きく凌駕するはずですが、結果はその逆でした。純自己収支差額がプラスの病院数は、直営公立病院が805病院中9病院（地方公営企業法の全部適用5病院、一部適用4病院）となりました。これに対して、地独法病院は88病院中わずかに1病院のみにとどまりました。なお、純自己収支差額の大きさについては、病院規模の違い等があるため比較が難しいことから、純自己収支比率（純自己収益÷経常費用）によって比較することにしました。なお、純自己収益＝経常収益－（一般会計等繰入金＋国庫等補助金）です。

図表2-9）純自己収支比率（100％以上）の分布状況

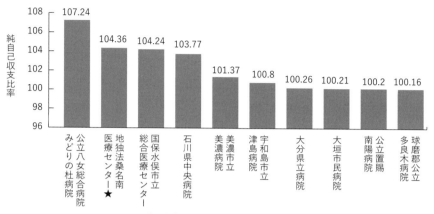

（出所）「病院事業決算状況」「病院経営分析比較表」（2016年度）を用いて筆者作成

　その結果は、地独法病院で唯一純自己収支差額がプラスだった桑名南医療センター（病床数79）が104.36％でしたが、直営公立病院では公立八女総合病院企業団みどりの杜病院（全部適用、病床数30）の107.24％が最高で地独法病院を上回りました。ともに比較的小規模な病院です。これら直営公立病院および地独法病院の純自己収支率の分布状況は図表2-9に示すとおりであり、地独法はわずか1病院のみですが、全部適用、一部適用、地独法の各病院がランダムに混在している様子がわかります。（地独法病院には★を付けてあります）

　以上の検証結果は、少なくとも経営成績（財務成果）を見る限りにおいて、個別の病院の経営分析比較によっても、地独法病院が直営（地公企法の一部または全部適用）の公立病院よりも優れているとはいえないことを示しています。ただ、ここで留意すべきことは純自己収支や純自己収支比率は比較を容易にするために用いた指標であり、東京都のようにこれ（都の場合には国庫補助金が含まれる自己収支比率）によって、公立病院の経営を評価すべきではないということです。公立病院には行政的および不採算な医療の提供などをおこなう使命があるとともに、純自己収支差額がプラスで財務的な自立性が高く良好な経営成績を維持しているとの評価が高

い大垣市民病院（一部適用、903床）においても、一般会計等からの繰入金が当然に存在していることを付け加えておきます。

3 + 直営に関する「制度的な制約」の虚構

これまで「経営形態の見直し」をめぐり、国や東京都をはじめとするほとんどの場合において、地独法化の最大の利点または理由に挙げられてきたものが、直営における「制度的な制約」の存在です。この「制度的な制約」によって人事や財務が自由にできないことが、あたかも直営であるがゆえの動かしがたい宿命であるかのように喧伝され、このことによって病院経営の改善が実現できないとされてきました。そして、地独法化を図ることにより自治体と議会による関与や制約から自由になる大幅な裁量権（経営の自由度）を確保し、これによってこそ経営改善が実現できると説明されてきたのです。

たとえば都立病院経営委員会報告（2018年1月）では、「組織・定数、人事・給与等を法人が独自に定めるため、病院の実情に合った適切かつ迅速な人員配置や人材確保、生産性の向上や柔軟な働き方に資する人事給与制度の設定などが可能になる。」「財務面では、予算単年度主義の概念がないため事業運営の機動性、弾力性が向上することや、多様な契約手法の設定が可能となるなど、より経済性を発揮することができる。」などと指摘し、「他の経営形態と比較して、一般地方独立行政法人が制度的に最も柔軟であり、今後の都立病院にふさわしい経営形態であるといえる。」と結論づけています。

しかし、実際には地独法病院の方が一般会計への依存度が高く、直営の公立病院は、地独法病院を大きく上回る経営成績を上げ経営を改善している事実が、比較経営分析を通じて明らかになりました。改めて再認識すべきことは、経営形態の違いによる人事・財務の自由度と経営成績との間には、必ずしも正の相関が存在するとはいえないことです。つまり、人事・財務の自由度が増せば経営成績も高まり、人事・財務の自由度が低下すれ

ば経営成績も落ちるという関係が、経営形態によって決定づけられるわけではないということです。

　もちろん、だからといって人事・財務の適切な自由度（自律性）が病院経営にとって不要であると述べているわけではありません。ここで強調したいのは、病院事業において経営形態と経営成績の間に必然的な関係は存在しないという事実とともに、人事・財務の適切な自由度（自律性）の確保が直営では「制度的な制約」によって宿命的に無理であり、地独法化しなければ実現できないわけではないということです。「制度的な制約」を隠れ蓑にしながら、やろうと思えばできるはずの経営改善に向けた条件整備の努力を怠ってきたことこそが問題というべきです。

　次節では、この点にフォーカスして、行政および住民、議会との適切な関係（関与）の下で、あるべき自由度（自律性）を確保することは十分可能であり、運用のあり方こそ見直す必要があることを明らかにします。

③　直営を活かした都民本位の医療をめざして

１＋マンパワーにより成り立つ病院事業の特質

　水道・交通など他の地方公営企業と比較した病院事業の特質の一つは、マンパワーによって成り立っている事業だということです。これは「地方公営企業の職員数の状況」（図表2-10）を見れば一目瞭然で、病院事業は公営企業職員全体の３分の２（65％余）を占めています。このことは当然ながら病院経営のコスト構造に反映し、「費用構成の内訳」（同）に示すように、職員給与費が経常費用の半分近くを占める最大の費用項目となっています。ちなみに、水道事業における営業費用に占める職員給与費の割合は11.8％（平成28年度）であることから、病院事業のそれは水道事業の約

4倍に相当することになります。

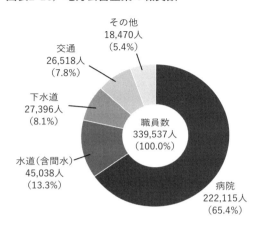

図表2-10）地方公営企業の職員数

（出所）総務省「2017年度地方公営企業決算の概要」

費用請求の内訳

費用項目	金額	%
経常費用	4,021,294	100.0
職員給与費	1,885,843	46.9
材料費（薬品等）	802,72	20.0
委託料	374,125	9.3
減価償却費	311,472	7.7
その他	647,782	16.1

（出所）総務省「年度地方公営企業年鑑」（2016年版）より作成

　このことから、国は経営改善策として職員給与費と職員定数の抑制・削減を継続的に求めて来ましたが、こと病院事業においては大きな間違いといわねばなりません。かつて繁栄を謳歌した日本の大企業には、バブル崩壊後のリストラに走り多くの人材を流出させ、最終的に国際競争力を失うことになった苦い教訓があります。その教訓に比しても病院事業の場合には、人材（人的資源）を抑制・削減すべき対象の経営コストとして捉えるべきではなく、患者、住民の医療ニーズに応えて医療の質を向上させ、経営改善を可能にする医業収益の源泉として認識すべきなのです。

　実際にも、経営改善を成し遂げた実例を検証してみると、そこに共通しているのは、医師・看護師を中心とする病院スタッフを大幅に増員することで診療体制を充実させ、そのことにより人件費の上昇を上回って医業収益を大きく伸ばすことに成功し、経営改善につなげていることです。「マンパワーにより成り立つ事業」とはまさにこのことであり、診療報酬という公定価格の下で安定した病院経営を維持していくには、信頼される質の

高い医療を提供し入院・外来の患者数を確保していくことが必須となりますが、それには担い手となる人材が不可欠となるのです。したがって、ここで述べている必要とされる人材とは、員数という量だけの問題ではありません。能力や技術という質の育成・継承・蓄積も重要になります。そのためには、医療スタッフ（とくに看護師）の定着に注力し、働き続けることができる労働条件や職場環境の整備が強く求められます。こうした意味で量と質を備えたマンパワーの確保が問われているのです。

2 ╋「事例集」に見る経営改善のシナリオ

　次に、総務省自治財政局準公営企業室による「公立病院改革事例集」（2016年3月）（以下、「事例集」と略します）を用いて、直営（地公企法の一部適用および全部適用）の下で実現された経営改善の実例を具体的に取り上げ、経営改善の成果は経営形態によって左右されるものではなく、真実は別のところにあることを明らかにします。

　経営改善に成功するプロセスには一定のパターンが見られます。それを経営改善のシナリオと称し、「事例集」から共通または最大多数の成功シナリオを抽出し分析することにします。

　その結果としてわかったことは、最大の費用項目である人件費を中心としたリストラによる経営改善のシナリオ（これを「リストラ型経営改善シナリオ」と呼びます）は、病院経営においては皆無に等しいということでした。これに対して最大多数といえる経営改善のシナリオは、医師・看護師などの病院スタッフを積極的に確保し、地域の医療ニーズに応じて診療体制の拡充を図ることで、職員給与費の上昇を上回る医業収益の増大を実現し、このことが経営改善に結実していることです。これを地域の医療ニーズに対応した職員確保による「収益拡大型経営改善シナリオ」と呼ぶことにします。こうした取り組みによって、たとえば「職員給与費対医業収益比率」の低下を実現させるなど、経営改善の成果が具体的に現れていることが示されています。

こうした収益拡大型経営改善シナリオを証明する具体的な事例として、さいたま市立病院（職員数694人、病床数567床）と富山市民病院（職員数743人、病床数595床）を取り上げます。両病院ともに、地域医療支援病院、がん診療連携拠点病院、災害拠点病院などの指定を受けている地域における基幹病院です。

【さいたま市立病院】

　さいたま市立病院の経営形態は、さいたま市が経営主体となっている地公企法の一部適用の直営病院であり、都立病院と同じ経営形態です。経営改善の成果（2008年－2013年）としては、経常収支比率の改善（100.7→105.0）、職員給与費対医業収益比率の改善（52.3→46.8）、病床利用率の改善（76.8→80.3）などが確認できます。

　このような成果は医業収益の確保策によって実現されたものですが、その主要な柱となったものが、医師の確保（研修医を含め13人増）と看護師の確保（59人増）です。こうした医療スタッフの確保にもとづいて、診療体制の拡充（急性期看護補助体制加算などの施設基準の取得、手術室・ICU病床等の増設など）が図られ、その結果として職員給与費の上昇を上回る医業収益の増大を実現した収益拡大型経営改善シナリオです。

【富山市民病院】

　富山市民病院の経営形態は、当初の地公企法の一部適用から全部適用へと変更されましたが、富山市が経営主体となっている直営病院であることに変わりはありません。経営改善の成果（2008年－2013年）としては、経常収支比率の改善（92.0→106.1）、職員給与費対医業収益比率の改善（64.6→55.4）、病床利用率の改善（69.9→73.8）などが確認できます。とくに、経常収支比率では14.1ポイントもの大幅な改善を達成し、赤字から黒字への転換に成功していますが、それは外来・入院の医業収益の確保によるものです。

　この場合も、診療報酬の改定（たとえば2012年の病棟薬剤業務実施加算

の新設）に合わせて、正規職員の薬剤師を5名採用し病棟薬剤業務実施加
算を取得するなど、職員の適宜適切な採用・確保が収益拡大の前提となっ
ています。こうした積極的な職員採用により、5年間で職員数は16.2%も
増大しています。まさに、職員の確保を前提としながら診療体制の充実を
図り、職員給与費の上昇を上回る医業収益の増大を実現した収益拡大型経
営改善シナリオといえます。

3 ＋職場・労働環境の整備と職員の経営参加

　以上のように、収益拡大型経営改善シナリオの前提となるのは、医師・
看護師をはじめとする病院スタッフの採用・確保です。しかし、医療スタッ
フの人手不足や採用困難が叫ばれている今日の状況にあっては、働きやす
くまた働き甲斐のある職場・労働環境が整備されない限り、人材の確保に
は至りません。

　そのため、さいたま市立病院では、医師事務作業補助者の配置による医
師の負担軽減のほか、家賃補助や院内保育室の整備といった職場・労働環
境の整備を進めています。富山市民病院でも、院内保育所の開設や病児保
育の開始、育児短時間勤務の導入などにより、子育てしながらも働きやす
い職場環境の整備に努めています。

　こうした職場・労働環境の整備とともに忘れてはいけないものが、チー
ム医療の基礎となる職員間における情報共有や病院経営への職員参加の取
組みです。富山市民病院では、経営改善計画の策定にあたり職場でワーク
ショップを開催するだけでなく、計画の策定や評価をおこなう経営改善委
員会を職員にオープンにするなど、職員の積極的な経営参加を図っていま
す。このような職員の経営参加がなければ、どんな目標管理もブレイクダ
ウンによる上からの指示となり、マンネリ化やノルマ化を招き逆に職員の
意欲を損なう結果となりかねません。

4 ＋直営体制の下での柔軟な運用と都立病院の充実

　地公企法の一部適用も全部適用も自治体の直営病院である限り、自治体の定員管理（定数条例）の枠内に置かれることになります。そこで、地独法化をめざす勢力からは、こうした定員管理による「制度的な制約」によって、直営ではその都度の必要な人材の確保が難しいことを地独法化の主要な理由としてきました。

　しかし、これまで見て来たように、一般行政組織に属する一部適用の直営病院の場合であっても、適宜必要な人材の確保を図り、それによって経営改善に成功している実例が存在することは、総務省が取りまとめた「事例集」を通じて明らかとなりました。このことは、定員管理の柔軟な運用がおこなわれていることの証左であり、「制度的制約」とはそうした柔軟な運用をおこなわない、またはおこなってこなかった自治体当局の口実に過ぎません。事実、富山市民病院（全部適用）に対する有識者のコメントは次のように述べています。

　「残念であるが、全部適用を行いながら病院事業管理者に職員採用や配置についての権限を与えていない公立病院も少なくない。そのような病院は全部適用の効果が十分に発揮できない。富山市民病院のような病院事業管理者に職員採用や配置に権限を与えるのが本来の全部適用であることを指摘したい。」（有識者からのコメント「事例集」p.166）

　このように、制度本来の趣旨や仕組みがありながら、それを活かそうとせず本来あるべき経営改善の可能性を封殺したまま、病院経営の「赤字」をことさら問題視するような実態や風潮があるならば、その不作為責任は自治体当局にあるといわねばなりません。実は東京都においても、同じ地方公営企業である中央卸売市場で、築地移転に伴う予算措置として総額約73億円にも上る補正予算か組まれています。単年度予算主義の制約が主張されますが、年度途中で追加予算が必要ならば補正予算を組んで対応すればよいのです。また職員の確保についても、6割以上の職種の採用が人事委員会から病院経営本部（都立病院の経営統括部門）に委任され年度途中

の採用がおこなわれており、実際には「制度的な制約」とは異なる柔軟な運用が図られています。にもかかわらず、ことさら「制度的な制約」を強調するのは地独法化を自己目的にした「為にする」主張といわねばならないでしょう。

図表2-11）直営だからこそできる都立病院の充実

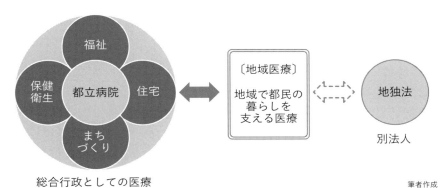

総合行政としての医療

筆者作成

　また、直営であればこそ、他の行政分野（保健衛生、福祉、住宅、まちづくり等）との有機的な連携も可能となり、医療単独では完結できない多くの課題が、総合行政の観点に立つことで解決できる可能性が見出せるはずです（図表2-11参照）。厚生労働省が掲げる地域包括ケアシステムは、その政策的・現実的な評価を別とすれば、その理念として生活支援を含む切れ目のないサービス提供をめざすものですが、そうした都民の暮らしを支える医療こそが地域医療なのです。そのためには、国の所管官庁ごとの行政の縦割りを排し、自治体レベルで担当部門を超えた横断的な態勢をつくり、連携した取り組みをおこなうことが不可欠であり、そうした行政としての責任ある態勢づくりを抜きに企業や住民に丸投げすることは許されません。それこそが行政責任にもとづく地域医療の理念でありめざす方向性というべきですが、地独法化はそうした視点と条件を自ら放棄することを意味します。「経済性の発揮」は「公共性の確保」の範囲内でなされなければならないという地方公営企業の原点を忘れるべきではありません。

第3章

都民のための都立病院財政の確立、そしてさらなる拡充へ

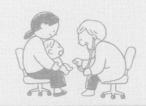

「都立病院は400億円の赤字なのか？」「だから一般会計から繰入金を400億円も投入しているのか？」。都立病院を巡っては一般会計からの「繰入金400億円」が問題とされています。簡単に言えば、都立病院が「赤字」だから400億円を東京都から繰り入れているので、それを地方独立行政法人化によって解消すべきであるということですが、果たしてそれは本当なのでしょうか。結論をあらかじめ述べておくと、「繰入金400億円」は地方公営企業法等の法令に基づいた正当な財政的手当てであり、都立病院が「赤字」だから繰り入れているのではありません。ですから「繰入金400億円」による「赤字補填」という捉え方は根本的に誤りです。

　しかし、地方独立行政法人化されなければ「**繰入金400億円**」が問題とされないのかといえば、そんなことはありません。経営形態に関わらず、一般会計からの「繰入金400億円」は問題にされ、その抑制・圧縮が求められ続けます。東京都病院経営本部が2018年３月に公表した『都立病院新改革実行プラン2018〜東京の医療を支え、誰もが地域で生き活きと暮らせるために〜』（以下、『新プラン』と略）の中には、都立病院ごとに６つの経営実績が掲載されています（図表3-1、駒込病院の例）。その中の１つが「一般会計繰入金」です。数ある経営実績を示す数値や指標の中で、この６つをわざわざ取り上げているのは、同本部がそれら６つを都立病院の経営効率化を図っていくための指標と位置付けているからです。つまり、病床利用率を上げ、平均在院日数を減らし、入院・外来単価を引き上げ、それによって「自己収支比率」を上げ、一般会計繰入金を引き下げていくために、図表3-1のような表を『新プラン』は掲げているのです。中でも繰入金については「一般会計からの繰入金の対象となる医療の範囲は、都内又は地域の医療提供体制の充足状況等を踏まえ、適宜見直していきます」

 繰入金400億円　東京都が一般会計等から都立病院に繰り入れているお金です。この繰入金は地方公営企業法等にしたがって繰り入れることが定められているお金ですので、赤字解消のために繰り入れているのではありません。救急医療や精神医療など、一般の医療機関では提供体制を維持するのが難しい医療を確保するための経費です。

図表3-1）駒込病院の平成28年度経営実績（税込）

病床利用率	76.2%	入院単価	61,403円	自己収支比率	78.3%
平均在院日数	15.2日	外来単価	29,399円	一般会計繰入金	64億8,100万円

（出所）東京都病院経営本部『新プラン』p.190より

「繰入額の一層の適正化に向け、病院運営の効率化を図るとともに、繰入算定方法の更なる精緻化に取り組みます」と明確に述べています[1]。さらに、「赤字」をことさら強調するために、6つの指標の中の一つに「自己収支比率」なる指標が使われています。第1章で指摘したように、また本章でも問題にする「自己収支比率」は東京都が独自につくり出した指標です。つまり、都立病院が地方独立行政法人化されようがされまいが、東京都は「繰入金の圧縮」「自己収支比率の改善」などを目標として都立病院の経営効率化を求め続けるのです。地方独立行政法人化されれば、それがさらに酷くなるだけです。

　本章では、これら「繰入金400億円」問題と「自己収支比率」が誤りであることを検証していきます。そのためには都立病院財政の基礎的な理解が不可欠になるので、まずその点を踏まえた上で、本章の主題である「繰入金400億円」と「自己収支比率」の問題を取り上げます。その上で、今日、格差と貧困が拡がる状況の下で都民の医療保障を充分におこなっていくには、さらなる都立病院財政の拡大が不可欠であることを提起していきたいと思います。

　この間、東京都、特に病院経営本部は、都立病院の「赤字体質」を明らかにするため、一般会計からの繰入金の多さや「自己収支比率」の低さを問題にし続けてきました。都立病院の財政問題を考える場合には、それらを払拭しなくてはなりません。本章では、一般会計からの繰入金には何の問題もないどころか、都民の医療保障をさらに拡充していくには、繰入金のより一層の拡大が必要であること、また「自己収支比率」なる指標に惑わされてはならないことなどを述べていきます。

① 東京都財政と都立病院財政
──分けて考えることはできない

1 ✚ 都立病院財政は基本的に公営企業会計で管理されている

まず東京都財政の中で、都立病院の財政がどれくらいの規模を占めているのかを押さえておきましょう。図表3-2は、各会計別に見た2018年度の東京都当初予算額を示したものです。普段、私たちが新聞などで目にするのは、3つの会計のうちの一般会計に過ぎません。地方自治法第209条により、自治体は一般会計と**特別会計**を設けることが定められています。また、地方財政法第6条により、政令で定めるものは特別会計を設けることとされており、これが**地方公営企業会計**となります。つまり、自治体（この場合は東京都ですが）には、一般会計、特別会計、地方公営企業会計の3つの会計が置かれているということになります。

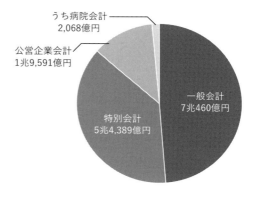

図表3-2）東京都予算全体と病院会計（2018年度当初予算）

- うち病院会計 2,068億円
- 公営企業会計 1兆9,591億円
- 特別会計 5兆4,389億円
- 一般会計 7兆460億円

都立病院は地方公営企業の1つです（厳密には地方公営企業の財務規定

 一般会計、特別会計、公営企業会計　地方自治体の会計には一般会計、特別会計、地方公営企業会計の3つがあり、これを一般に自治体3会計といいます。一般会計は特別会計と地方公営企業会計で処理しない会計すべてを扱い、通常の行政経費を計理する会計です。一方、特別会計はある特定の政策目的を処理するために設けられている会計で、例えば介護保険や国民健康保険などは特別会計で処理することになっています。地方公営企業会計は地方公営企業（水道、病院、交通など）の財務を管理する会計です。

の適用）。地方公営企業というのは、上下水道のように、基本的には料金収入（受益者負担）で運営され、利用者は水道を利用した分だけ料金を支払うことになっています。都立病院で言えば、病院を利用した人だけに窓口負担という形で支払いが発生し、都立病院を利用していない人には支払いは発生しないということです。

このように、地方公営企業は料金収入を主体とした「独立採算制」による経営が基本になっているので、自治体が徴収する税（租税）とは別に料金収入を管理（区分経理）する必要があることから、地方公営企業会計という特別な会計を設けているのです。

2 ✚ 都立病院の財政規模──都立病院財政だけを見るのは「木を見て森を見ず」

図表3-2に示したように、都立病院の予算規模は約2,068億円です（2018年度）。これは東京都予算全体（約11兆6,457億円、重複を除く）から見ると1.77％、公営企業会計全体（約１兆9,591億円）の中では10.55％を占めていることになります。都立病院財政（病院会計）はそのほんの一部に過ぎず、「繰入金400億円」はさらにその一部に過ぎませんが、都立病院を利用する人の命と健康を守るためには決して少なくない金額です。

都立病院財政を見る場合、以上のように、東京都全体の財政の中でどれくらいの規模を占めているのかを踏まえておく必要があります。というのは、都立病院が地方公営企業であるといっても、地方自治法第１条の２で定められているように、「住民の福祉の増進を図ること」を目的として運営されているのであり、自治体の一部であることに変わりはないからです。つまり、自治体の会計はその目的に応じて区分されているものの、個別の会計を取り上げてその収支を問題にすることはできないということです。都立病院でいえば、各都立病院の収支を個別に取り上げて「赤字」か「黒字」かを問題にするのは、「木を見て森を見ず」だということです。

3 ✚ 一般会計からの繰入金とは何か

　あとで見るように、都立病院は診療報酬による収入だけでは運営が成り立たず、毎年400億円程度を一般会計からの繰入金という形で受け入れて運営を成り立たせているという見方がされているわけですが、この見方に問題の根源があります。

　先ほど述べたように、地方公営企業は「独立採算」が原則です。これを地方公営企業の経済性と呼ぶこともあります。「都立病院が赤字」であるという見方は、この「独立採算」を強調したものと言えます。しかし、地方公営企業論から言えば、このような見方は不正確です。地方公営企業というのは、水道料金や病院の窓口負担、**診療報酬**などの料金収入を主な収益源としています。つまり受益者負担です。料金収入が主な収益源であるのであれば、民間企業が事業をおこなっても良いということになります（現在、全国の公立病院をはじめ上下水道などの地方公営企業が民営化・委託化という形でそのような方向に向かいつつあります）。では、なぜ民間ではなく、地方公営企業という形で自治体がその事業を担っているのでしょうか。それは地方公営企業が担う事業には公共性があるからです。都立病院の場合、民間病院とは違って、精神医療や結核医療、小児医療など、東京都が言うところの「行政的医療」を担っています[2]。つまり、診療報酬による収入だけでは「不採算」になってしまったり、パンデミックや災害が発生した場合の受け入れ体制を常に用意しておいたり、個別の都立病院の経営努力ではどうにもならない事業をおこなわなければならないということです。これが公共性に他なりません。

　地方公営企業というのは料金収入という経済性をベースにしながらも、一方で公共性も担わなければならない事業体です。経済性を重視するので

診療報酬　医療機関がおこなった医療行為に対し、窓口負担を除いて支払われる報酬のことです。日本の医療は公的保険（社会保険）制度で運営されており、加入者が納めた保険料から医療機関に診療報酬が支払われることになっています。

あれば民間、つまり通常の企業として事業をおこなえばいいですし、公共性を重視するのであれば、料金収入ではなく、税で事業をおこなえばいいということになりますが、地方公営企業には両者を矛盾なく遂行することが求められます。

この矛盾を解消する原理が一般会計からの繰入金です。つまり、都立病院は繰入金の投入を大前提として運営されているということです。したがって診療報酬などの収入と繰入金による収入を分けて捉えること自体が問題であり、両者をセットにして、初めて都立病院の財政を正確に捉えることができるということです。

② 「繰入金400億円」はなぜ問題なのか？

1 ＋「繰入金400億円」問題とは何か？

都立病院財政の基本的な事柄を踏まえた上で、次に「繰入金400億円」の問題を検討していきましょう。そもそも「繰入金400億円」問題とは何なのでしょうか。いくつかの発言や言説を取り上げてみましょう。

都立病院は東京都の病院経営本部が管理していますが、その病院経営本部には「都立病院における医療の質の向上と効率的な経営を実現するため、病院や企業の経営等に精通した専門家による助言・提言等を得ることを目的」[3] とした都立病院経営委員会（以下、経営委員会と略）という組織が設置されています。経営委員会はこれまで都立病院改革のイニシアチブを取ってきました。経営委員会の委員長が大道久氏（日大名誉教授）です。大道氏は神奈川県をはじめ、公立病院改革をリードしてきた人物ですが、同氏は経営委員会の中で次のように発言しています。

> 400億円ということ、繰り返しのご指摘ですが、長い間、都立病院にかかわっていると、慣れたつもりはないんですけれども、またこういうものかとは思いますが、実際はとんでもない、高額にわたる一般会計負担なわけでして、そのことはこのままでいいとは誰も思っていないんですけれども、気がつくと20年はおろか、30年以上こういうふうな経緯が続いているということも事実なわけですから、この辺の時代変化などの敏感な受けとめ方、これが実際は非常に重要なんじゃないかというようなことです。　　　（2018年度第2回都立病院経営委員会議事録より）

　一般会計からの繰入金400億円は「とんでもない、高額にわたる」負担であるという認識です。また、都議会においてもおときた駿議員（維新・あたらしい・無所属の会）が次のような発言をしています。

> 報告書にもあったとおり、約400億円の繰入金の発生が常態化しており、改善の兆しが残念ながら見られません。これはそのまま都民負担に直結しています。
> （都議会平成29年度公営企業会計決算特別委員会第2分科会
> 〈2018年10月24日〉）

　都立病院の経営が非効率なために「約400億円の繰入金の発生が常態化して」いるという認識です。また、2018年6月の都議会厚生委員会でも別の会派の議員が同様の発言をしています。同委員会では、都立病院の充実を求める連絡会が提出した「都立病院の地方独立行政法人化の検討をやめ、直営で充実させることに関する請願」について審議しており、その議員は「都立病院の直営を守れ」という請願に対して、「400億円の赤字」を解消するには経営形態の見直し（地方独立行政法人化）を検討すべきだと述べました。

　さらに国立大学法人の組織改革による経営改善などを主張しているエコ

ノミストの河村小百合氏（日本総合研究所調査部上席主任研究員）は以下
のように述べています。

> 国の病院や他の自治体病院の多くは、懸命な経営改善の努力を続けて
> いる。それをよそに、この10年間、都の一般会計から都立病院の赤字の
> 穴埋めに400億円が充てられる構造に変化の兆しはみられない。効率化
> はおよそ進んでいない。（中略）他の公的病院の近年の経営の改善ぶりを
> みれば、「都の一般会計から都立病院への繰り入れをゼロにする」位の目
> 標設定があってもよさそうなものだが見当たらない。（中略）400億円あ
> れば、他でどれだけ有益な政策に使えることか。
>
> 　　　　　　（『日経グローカル　No.339』〈2018年5月7日〉より）

　各氏が述べているのは極めて単純なことです。つまり「赤字の都立病院
に400億円もの税金を投入するのは止めるべきだ」という主張です。しか
しこうした主張は本当なのでしょうか。あるいは成り立つのでしょうか。

2 ＋ 一般会計からの繰入金の詳細を探る

　一般会計からの繰入金とは一体何なのかを詳しく見ていきましょう。図
表3-3は都立病院への繰入金を項目別に、つまり、どのような使途を目的
として繰り入れたのかを見たものです。図表3-3（次ページ）から明らか
なように、一般会計からの繰入金は、**高度医療、精神医療、救急医療**など、
都立病院が公的に保障しなければならない医療を確保することを目的とし
て繰り入れられていることがわかります。繰入金は赤字補てんが目的では

高度医療、精神医療、救急医療　**高度医療**は、高額な医療機器などを使用し
て提供される、通常の水準を超える医療のことです。**精神医療**は、精神科の
医療のことで、その多くが公費負担医療の対象になっています。**救急医療**は、
夜間などの時間外に提供される医療です。これらの医療は公立病院としてそ
の提供体制を確保することが求められるものであり、自治体の一般会計等か
ら必要経費を繰り入れることが定められている公共性の高い医療です。

なく、公的に提供されなければならない医療のためなのです。

第2章でも触れたように、都立病院は地方公営企業法の一部適用（財務規定の適用）がなされているので、都立病院会計は地方公営企業法の規定に基づいて処理されなければなりません。当然、同法には繰入金についての規定があります。それは同法の「第17条の2」で「次に掲げる地方公営企業の経費で政令で定めるものは、地方公共団体の一般会計又は他の特別会計において、出資、長期の貸付け、負担金の支出その他の方法により負担するものとする」と書かれています（傍点は筆者。以下も同様）。さらに同法によると、繰入金には2種類あるとされています[4]。すなわち「一　その性質上当該地方公営企業の経営に伴う収入をもつて充てることが適当でない経費」と「二　当該地方公営企業の性質上能率的な経営を行なつてもなおその経営に伴う収入のみをもつて充てることが客観的に困難であると認められる経費」の二つです。前者を「1号（該当）経費」または「行政経費」、後者を「2号（該当）経費」または「不採算経費」と呼びます。

ではどのような経費が繰入金として認められているのでしょうか。第17条の2には「政令で定めるものは」と書かれています。さらにこの政令に基づいて総務省から毎年4月に「平成〇〇年度の地方公営企業繰出金につ

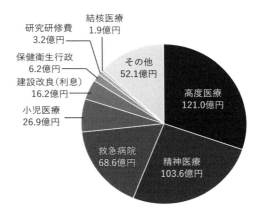

図表3-3）都立病院への項目別繰入金（2016年度）

- 研究研修費 3.2億円
- 結核医療 1.9億円
- 保健衛生行政 6.2億円
- 建設改良（利息） 16.2億円
- 小児医療 26.9億円
- 救急病院 68.6億円
- 精神医療 103.6億円
- 高度医療 121.0億円
- その他 52.1億円

繰出基準　自治体の一般会計等から地方公営企業に対して必要経費を支出する（繰出す）際に、どれくらいの金額を支出するのか、その基準を自治体に示した総務省の通知のことです。毎年、「平成〇〇年度の地方公営企業繰出金について（通知）」という形で発出されており、基本的にこの通知（基準）にしたがって公立病院に繰入金が投入されています。

いて」という通知が出されています。この通知のことを「**繰出基準**」といいます。

「平成30年度の地方公営企業繰出金について」では、病院事業における繰出金対象経費として以下の16項目が挙げられています。

---

1 病院の建設改良に要する経費

2 へき地医療の確保に要する経費

3 不採算地区病院の運営に要する経費

4 結核医療に要する経費

5 精神医療に要する経費

6 感染症医療に要する経費

7 リハビリテーション医療に要する経費

8 周産期医療に要する経費

9 小児医療に要する経費

10 救急医療の確保に要する経費

11 高度医療に要する経費

12 公立病院附属看護師養成所の運営に要する経費

13 院内保育所の運営に要する経費

14 公立病院附属診療所の運営に要する経費

15 保健衛生行政事務に要する経費

16 経営基盤強化対策に要する経費

上記の経費は国が認めている繰入金（繰出金）です。ちなみに、この「繰出基準」に示された各項目に基づいて繰り入れられる繰入金を基準内繰入金、基準に基づかず自治体が独自の判断で繰り入れる繰入金（基準額に上乗せしたり、「繰出基準」の項目以外に繰り入れたりする場合）を基準外繰入金といいます。

上記の16の項目に該当する経費は一般会計から繰り入れなければならない経費です。別の言い方をすると、上記の経費については、「独立採算」

が困難だから一般会計から繰り入れるのが当然だと国が認めている経費に他なりません。ですから、繰入金というのは病院運営が赤字だから事後的・補填的に繰り入れられているのではなく、病院運営に必要不可欠な収益として初めから繰り入れることを想定した経費であるということになります。

3＋ 都立病院における繰入金──東京都の独自判断の繰入金は400億円ではない

① 繰入金のほとんどは地方公営企業法に基づく正当な繰入金

では、都立病院にはどれくらい繰入金が投入されているのかをもう少し詳しく見てみましょう。図表3-4は都立病院への繰入金の推移を見たものです。「基準額」というのは、先ほど述べたように、地方公営企業法に基づく「1号経費」と「2号経費」のことで、一般会計から負担すべき経費のことをさします。つまり「基準額」は東京都が独自に政策判断をおこなった結果として繰り入れている経費ではなく、法律に基づいて繰り入れることが定められている経費です。東京都が独自に繰り入れているのが「基準外繰入金」で、2016年度の金額はおよそ59億円です。そして「基準額」と「基準外繰入金」を合わせたものを「実繰入額」と呼びます。

つまり、「一般会計からの繰入金400億円」（＝実繰入額。2016年度は399億円）のうち、340億円（実繰入額の85％）は一般会計から負担すべきであると地方公営企業法に規定されているお金なのです。2007年度まで遡ってみても、基準額が実繰入額の80％を下回ったことはありません。ですから繰入金のほとんど（80％以上）は法律に基づいた正当なものであるということができます。

1号経費と2号経費　地方公営企業法第17条の2で定められ、自治体から公立病院に支出される経費のことです。「1号経費」は自治体から繰り入れなければならない経費で、救急医療の確保のための経費などが該当します。「2号経費」は、公立病院の収入だけでは運営が困難（不採算）なために自治体から繰り入れるべき経費で、へき地医療などが該当します。

図表3-4）都立病院への繰入金の推移

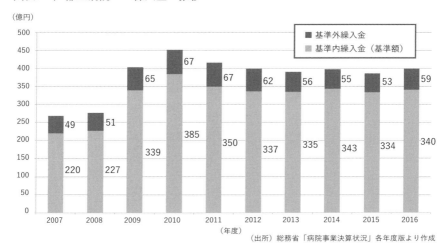

(出所）総務省「病院事業決算状況」各年度版より作成

② 繰入金の内訳──それがわかる資料を入手！

　図表3-4は繰入金全体を示したものですが、次にその内訳を詳しく見てみましょう。この繰入金の内訳がわかる資料を情報公開請求で手に入れました[5]。それが資料「40　繰入金に関する調」です。この資料は、総務省が毎年発行している「地方公営企業年鑑」の原資料です。先ほど触れた「繰出基準」に沿って、どれくらいのお金が各都立病院に繰り入れられているのかがわかります。

　この資料を元に、各都立病院の繰入金の詳細をまとめたのが図表3-5です。図表3-5にしたがって繰入金の詳細を順に見ていきましょう。まず医業収益に計上されている他会計負担金ですが、都立病院の場合には「救急医療」と「保健衛生行政」に繰入金が計上されています。「救急医療」は総務省の「繰出基準」[6]によると（以下同じ）、救急医療の確保に必要な経費とされています。救急病院では医師が待機したり（待機手当）、空床を確保したり（空床補償）する必要や、医療材料や薬品、水、食料などを備蓄しておく必要があるので、そのための費用が繰り入れられているとい

資料）40　繰入金に関する調

[AGNHY569]

40　繰入金に関する調
（病　院　別）

060　病院事業

団体コード	019999	人口区分 1　東京都23区内及び指定都市
法適・非適	1　法適用企業	経営主体 1　都道府県営
病院名	001　※施設名称001	

都道府県名	※都道府県名称
団体名	※市町村名称

黒・赤字別　2　経常損失を生じた事業（赤字）
規模別　2　400床以上～500床未満
経営形態別　3　直営

（左表）

項目			行区分	金額（千円）	列番号
(1)医業収益	ア 他会計負担金(A)	基準額	01		(1)
		実繰入額			(2)
	(ア) 救急病院	基準額			(3)
		実繰入額			(4)
	(イ) 保健衛生行政	基準額			(5)
		実繰入額			(6)
	(ウ) その他	基準額			(7)
	ア 他会計補助金(B)	基準額			(8)
		実繰入額			(9)
	(ア) 研究研修費	基準額			(10)
		実繰入額			(11)
	(イ) 医療確保対策経費	基準額			(12)
		実繰入額			(13)
(2)医業外収益	(ウ) 共済追加費用	基準額			(14)
		実繰入額			(15)
	(エ) 基礎年金拠出金の公的負担経費	基準額			(16)
		実繰入額			(17)
	(オ) 災害復旧費	基準額			(18)
		実繰入額			(19)
	(カ) 児童手当	基準額			(20)
		実繰入額			(21)
	(キ) 院内保育所	基準額			(22)
		実繰入額			(23)
	(ク) 公立病院改革の推進経費	基準額			(24)
		実繰入額			(25)
	(ケ) 経営基盤の強化に関する経費	基準額			(26)
		実繰入額			(27)
	(コ) その他	基準額			(28)
	イ 他会計負担金(C)	基準額			(29)
		実繰入額			(30)
	(ア) 建設改良費(利息)	基準額			(31)
		実繰入額			(32)
	(イ) へき地医療	基準額			(33)
		実繰入額			(34)
	(ウ) 不採算地区	基準額			(35)
		実繰入額			(36)
	(エ) 結核医療	基準額			(37)
		実繰入額			(38)
	(オ) 精神医療	基準額			(39)
		実繰入額			(40)
	(カ) 感染症医療	基準額			(41)
		実繰入額			(42)
	(キ) リハビリテーション医療	基準額			(43)
		実繰入額			(44)
	(ク) 看護師養成所	基準額			(45)
		実繰入額			(46)
	(ケ) 附属診療所	基準額			(47)
		実繰入額			(48)
	(コ) 高度医療	基準額			(49)
		実繰入額			(50)
	(サ) 小児医療	基準額			(51)
		実繰入額			(52)
	(シ) その他	基準額			(53)
		実繰入額			(54)
					(55)
(3)特別利益	ア 他会計繰入金(D)	基準額			(56)
		実繰入額			(57)
	(ア) 公立病院改革の推進経費	基準額			(58)
		実繰入額			(59)
	(イ) その他	基準額			(60)
(1) 他会計出資金(E)		基準額			(61)
2.		実繰入額			(62)
	ア 建設改良(元金)	基準額			(63)
		実繰入額			(64)

（右表）

項目			行区分	金額（千円）	列番号
資本勘定	イ 建設改良費(建設改良費)	基準額	02		(1)
		実繰入額			(2)
	ウ 公立病院改革の推進経費	基準額			(3)
		実繰入額			(4)
	エ その他	基準額			(5)
		実繰入額			(6)
	(2) 他会計負担金(F)	基準額			(7)
	ア 建設改良(元金)	基準額			(8)
		実繰入額			(9)
	イ 建設改良(建設改良費)	基準額			(10)
		実繰入額			(11)
	ウ その他	基準額			(12)
		実繰入額			(13)
	(3) 他会計補助金(G)	基準額			(14)
		実繰入額			(15)
					(16)
	ア 災害復旧費	基準額			(17)
		実繰入額			(18)
	イ 経営支援の活用に関する経費	基準額			(19)
		実繰入額			(20)
	ウ その他	基準額			(21)
3. 繰入金合計	計(A)～(H)	基準額			(22)
		実繰入額			(23)
4. 実繰入金が基準額を超える部分及びその他の実繰入	収益勘定	医業収益 他会計負担金			(24)
		医業外収益 他会計補助金			(25)
		医業外収益 他会計負担金			(26)
	特別損益	他会計繰入金			(27)
	資本勘定 繰入金 勘定	他会計出資金			(28)
		他会計補助金			(29)
					(30)
	合計				(31)
					(32)
5. 収益勘定他会計繰入金	繰出基準等に基づくもの				(33)
	その他				(34)
6. 資本勘定他会計繰入金(H)	繰出基準等に基づくもの				(35)
	その他				(36)
7. 基準繰入金合計 (22)+(34)+(36)					(37)
8. 「01行10列及び(1)列」のうち保健・医療・福祉共同研修費	基準額				(38)
	実繰入額				(39)
9. 「01行23列及び(34)列」のうち通院医療システム運営費	基準額				(40)
	実繰入額				(41)
10. 「01行49列及び(50)列」のうち周産期医療分	基準額				(42)
	実繰入額				(43)
11.他会計資本勘定繰入金のうち高度医療分	(1) 他会計負担金	ア 建設改良(元金)	基準額		(44)
			実繰入額		(45)
		イ 建設改良(建設改良費)	基準額		(46)
			実繰入額		(47)
	(2) 他会計補助金	ア 建設改良(元金)	基準額		(48)
			実繰入額		(49)
		イ 建設改良(建設改良費)	基準額		(50)
			実繰入額		(51)
	(3) 他会計補助金	基準額			(52)
	繰入金計 (1)+(2)+(3)	基準額			(53)
		実繰入額			(54)
					(55)
12.その他の他会計繰入金内訳	収益勘定繰入金	基準内			(56)
		基準外			(57)
	資本勘定繰入金	基準内			(58)
		基準外			(59)

1. 本表は病院別に作成すること。

病院-25-12

分											
	0	1	9	9	9	9	4	0	1	0	6	0

114

図表3-5）2016年度（H28年度） 都立病院繰入金集計表

（金額単位は千円）

区分	繰入金項目	繰入金種別	広尾病院	大塚病院	駒込病院	墨東病院	多摩総合	神経病院	松沢病院	小児総合	都立病院計
医業収益	他会計負担金（1号経費）	基準額	1,294,771	745,089	544,354	2,419,480	1,411,901	3,478	246,535	810,386	7,475,994
		実繰入額	1,294,771	745,089	544,354	2,419,480	1,411,901	3,478	246,535	810,386	7,475,994
	救急病院	基準額	1,282,955	728,254	241,902	2,178,187	1,388,983	0	235,071	801,488	6,856,840
		実繰入額	1,282,955	728,254	241,902	2,178,187	1,388,983	0	235,071	801,488	6,856,840
	保健衛生行政	基準額	11,816	16,835	302,452	241,293	22,918	3,478	11,464	8,898	619,154
		実繰入額	11,816	16,835	302,452	241,293	22,918	3,478	11,464	8,898	619,154
医業外収益	他会計補助金	基準額	38,776	35,208	32,650	52,233	64,598	12,290	28,279	58,179	322,213
		実繰入額	38,776	35,208	32,650	52,233	64,598	12,290	28,279	58,179	322,213
	研究研修費	基準額	38,776	35,208	32,650	52,233	64,598	12,290	28,279	58,179	322,213
		実繰入額	38,776	35,208	32,650	52,233	64,598	12,290	28,279	58,179	322,213
	他会計負担金（主に2号経費）	基準額	1,571,516	1,570,017	5,712,851	3,659,556	2,853,985	347,653	5,581,167	4,953,432	26,250,177
		実繰入額	1,698,793	2,100,910	6,076,504	4,354,720	3,900,268	3,044,890	5,735,819	5,267,889	32,179,793
	建設改良（利息）	基準額	4,794	13,671	146,493	274,222	166,461	440	178,035	125,384	909,500
		実繰入額	9,587	20,840	279,162	417,745	317,860	880	329,052	250,767	1,625,893
	結核医療	基準額	0	0		0	145,565			51,788	197,353
		実繰入額	0	0		0	145,565			51,788	197,353
	精神医療	基準額	677,836	229,886		653,362	779,681	0	5,286,638	2,728,715	10,356,118
		実繰入額	677,836	229,886	0	653,362	779,681	0	5,286,638	2,728,715	10,356,118
	高度医療	基準額	352,026	911,111	5,525,818	2,083,993	1,762,278	81,563	116,494	1,267,965	12,101,248
		実繰入額	352,026	911,111	5,525,818	2,083,993	1,762,278	81,563	116,494	1,267,965	12,101,248
	小児医療	基準額	536,860	415,349	40,540	647,979	0	265,650	0	779,580	2,685,958
		実繰入額	536,860	415,349	40,540	647,979	0	265,650	0	779,580	2,685,958
	その他	実繰入額	122,484	523,724	230,984	551,641	894,884	2,696,797	3,635	189,074	5,213,223
	繰入金総額	基準額	2,905,063	2,350,314	6,289,855	6,131,269	4,330,484	363,421	5,855,981	5,821,997	34,048,384
		実繰入額	3,032,340	2,881,207	6,653,508	6,826,433	5,376,767	3,060,658	6,010,630	6,136,454	39,978,000
		基準外繰入金	127,277	530,893	363,653	695,164	1,046,283	2,697,237	154,652	314,457	5,929,616

（出所）総務省「地方公営企業決算状況調査」より作成。収益勘定繰入金のうち金額が計上されている項目のみを抽出。

うことになります。「保健衛生行政」は集団検診や医療相談などの事務経費です。都立病院の場合、これらの経費は基準額、実繰入額ともに同額ですので、基準額通りに一般会計から繰り入れられているということになります。

　次に、**医業外収益**に計上されている他会計補助金ですが、都立病院の場合は「研究研修費」にしか繰り入れられていません。これはその名の通り医師や看護師などの研修費ですが、「繰出基準」では要した費用の2分の1を一般会計が負担することになっています。

　そして繰入金の中で最も金額が大きいのが医業外収益に計上されている他会計負担金です。いずれの病院でも繰入金総額（実繰入額総額）の56〜99％を占めています。この医業外収益に計上されている他会計負担金は、病院の特色に合わせて計上される項目や金額の大きさもさまざまです。また基準額と実繰入額が異なる（実繰入額の方が大きい）のもこの部分だけという特徴があります。しかし精神医療、結核医療、高度医療、小児医療については基準額と実繰入額は同額ですから、**基準額**と**実繰入額**が異なるのは、建設改良とその他の経費ということになります。

　結核医療、精神医療、小児医療の繰入金は、病床1床当たりの単価に病

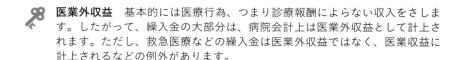

　医業外収益　基本的には医療行為、つまり診療報酬によらない収入をさします。したがって、繰入金の大部分は、病院会計上は医業外収益として計上されます。ただし、救急医療などの繰入金は医業外収益ではなく、医業収益に計上されるなどの例外があります。

　基準額（基準内繰入金）　「繰出基準」を各公立病院にあてはめ、それを積算して出される経費の総額のことです。「繰出基準」にしたがって計算された経費なので、基準内繰入金といいます。つまり、自治体が公立病院に繰り入れなければならない最低限の経費が基準内繰入金になります。

　実繰入金　基準内繰入金以外の繰入金（基準外繰入金）を含めた、自治体から公立病院に投入される経費の総額のことです。つまり実繰入金＝基準内繰入金（基準額）＋基準外繰入金となります。基準外繰入金は「繰出基準」に上乗せして、自治体の判断で投入される繰入金です。

床数を掛け合わせて算出され、その単価は地方財政計画で定められています。これらの病床は稼働率が低くても一定数を確保しておかなければならないため、繰入金の対象になっています。

　建設改良は、その名の通り、病院の建設改良に関わる一定の経費を繰入金で負担するものですが、単に建物に関わるだけではなく、ＰＦＩ事業（解説p.70）に関わる経費も含まれています。ＰＦＩ事業は駒込病院、松沢病院、多摩総合及び小児総合医療センターで導入されていますが、ＰＦＩ事業に関わる経費の一部が一般会計繰入金の対象経費になっているということは、国としてＰＦＩ事業の導入を促す誘い水になっているということにもなります。

　高度医療は医療機器の購入費やリース料、集中治療室の運営費などの一部を繰入金で手当てするものです。この高度医療に関わる繰入金が突出して大きいのが駒込病院です。駒込病院の実繰入額総額の83％は高度医療の繰入金が占めています。『新プラン』でも駒込病院は「がんゲノム医療」「先駆的医療」「造血幹細胞移植医療」などの実施・推進を謳っていますから、高額医療機器の充実を進めていると思われます。

③「繰出基準」が不十分？──「その他」の繰入金

　先ほども述べたように、繰入金のほとんどは総務省が定める「繰出基準」に沿って投入されていますが（基準内繰入金）、医業外収益の他会計負担金のうち、「建設改良」と「その他」の項目には基準外繰入金が存在しています。そして基準外繰入金のほとんどは「その他」に計上されています。「その他」には「基準額」が定められておらず、計上されているのは「実繰入額」だけです。つまり、「その他」は東京都が独自に政策判断をして繰り入れている経費ということになります[7]。そして、図表3-5からも明らかなように、「その他」の繰入金が突出して大きいのが神経病院です。2016年度の基準外繰入金総額（約59億円）のうち、神経病院の「その他」繰入金額（約26億円）は45％と半数近くの金額を占めています。

　神経病院は神経難病の専門病院であることはご存じの通りです。しか

し、図表3-5には難病医療に関わる繰出金項目がありません。つまり総務省の「繰出基準」では難病医療が対象になっていないということです。難病医療が「繰出基準」の対象となっていないため、東京都は、神経病院の運営のために基準外繰入金を投入せざるを得ないのです。基準外繰入金は総務省の「繰出基準」外の繰入金ですから、法的には投入根拠がありません。東京都の政策判断によって「繰り入れない」ことも可能です。

　難病医療が含まれていないなど、そもそも「繰出基準」自体が十分とは言えません。公立病院が住民の医療保障を十分におこなっていくには、この「繰出基準」そのものの拡充が必要であることは言うまでもありません。

④ 行政の一環としての都立病院──病院運営における診療報酬と繰入金は一体のもの

　そもそも都立病院は民間病院と違って行政の一環として運営されています。その点が民間病院と地方公営企業たる都立病院との根本的な違いです。ですから、先ほども述べたように診療報酬による収益と繰入金はセットです。切り離すことはできません。地方公営企業は独立採算が基本ですが、繰入金は一般会計が「負担すべきもの」として法定化されています。したがって、繰入金を除いて都立病院の収支を計算することはまったくの誤りなのです。「繰入金400億円」を止めるというのは、都立病院が担っている救急医療、精神医療、小児医療、難病医療などを否定することと同じです。つまり「繰入金400億円」をなくすというのは、都立病院がたとえ収益に結びつかなくても公的に担わなければならない医療を提供する責任を放棄することと同じなのです。

　繰り返しますが、都立病院（地方公営企業）は経済性と公共性を同時に担わなければなりません。一般会計からの繰入金というのは、その公共性を担保するものとして繰り入れることが法定化されています。つまり、「400億円赤字論」は、都立病院が担う役割を経済性（独立採算制）のみに求め、公共性を無視した議論、あるいは都立病院を民間病院と同一視した議論だということになります。

118

都立病院財政分析の基礎

　もう一つ、都立病院の財政問題を取り上げる上で検討しておかなければならない問題があります。それは「自己収支比率」です。第1章で「自己収支比率」が東京都独自の指標であること、またそれがいつから使われ始めたのかなど、その基本的な問題点を述べました。ここではその「自己収支比率」とは何なのかを理解する前提として、都立病院の財政分析に必要な事柄を解説しておきましょう。

1　「病院決算カード」とは何か──病院の基礎データを見ることができる

　まず都立病院の財政分析をおこなう上でどのような資料を見ればよいのかという点ですが、都立病院の経営状況が一目でわかる便利な資料があります。それは総務省自治財政局公営企業課が作成・公表している「病院事業決算状況・病院経営分析比較表」です。地方財政にかかわっている人であれば都道府県あるいは区市町村ごとに作られている「決算カード」[8]を御存じだと思います。A4用紙1枚に歳入歳出状況や基本的な財政指標などが載っている資料です。「病院事業決算状況・病院経営分析比較表」はその公立病院版で、全国の公立病院（地方独立行政法人も含む）の経営状況がまとめられています[9]。総務省のHP上で過去7年分の「病院決算カード」をPDFファイルで入手することができます[10]。

　「病院決算カード」は、総務省が全国統一の基準に基づいて公立病院の経営状況を比較し管理するために作成しているものです。その点では国による管理ツールに他ならないわけですが、私たちが都立病院財政の状況を理解する上では、とりあえず「病院決算カード」を活用するだけでも十分に理論的根拠を得ることが可能です。

2 ✦ 都立病院の収益と費用──どこから収入を得て何に使っているのか

　では実際に「病院決算カード」から都立病院の財政分析に必要な事柄を見ていくことにしましょう。図表3-6は「病院決算カード」から各都立病院の財政状況（2016年度決算）をまとめたものです。このうち、まず総収益から見ていきます。病院の総収益を構成するのは大きく分けて医業収益と医業外収益の２つです。医業収益の大部分は入院収益と外来収益、つまり診療報酬による収益です。割合は大きくありませんが、その他医業収益という項目もあります。これは差額ベッド代や診断書等の発行手数料と他会計負担からなっています。医業収益の他会計負担は図表3-5で見たように、救急医療と保健衛生に関わる負担です。この２つの他会計負担が医業収入に計上されているのは、この２つが「行政経費」、つまり病院ではなく一般会計が負担する経費だからです。ですから医業収益といってもすべてが診療報酬による収益、つまり病院が独自に「稼ぐ」収益だけではなく、一般会計が負担する医業収益もあるのだということを理解しておくことがポイントです。

　次に医業外収益ですが、これはほとんどが他会計からの繰入金です。医業外収益に計上される繰入金は主に「２号経費」＝「不採算経費」になります[11]。都立病院の医業外収益は平均して総収益の24％ほどですが、神経病院や松沢病院のように45％を超える場合もあります。

　では、総費用を見てみましょう。総費用も総収益と同様に、大きく医業費用と医業外費用に分けられます。ただし総収益とは違って医業費用が総費用のほとんどを占めるという構造になっています。医業費用は病院運営に必要なほとんどの経費です。駒込病院を見てみると、同病院では職員給与費と経費、特に委託料が大きな割合を占めています。駒込病院のＰＦＩ事業に関わる経費は委託料に計上されています。

　ちなみに医業収益と医業外収益を合わせたものを経常収益といい、同様に、医業費用と医業外費用を合わせたものを経常費用と呼びます。

120

図表3-6）都立病院の財政状況

（2016年度決算、金額単位は千円）

		広尾病院	大塚病院	駒込病院	墨東病院	多摩総合	神経病院	松沢病院	小児総合
総収益		12,990,860	13,295,114	32,375,639	29,052,969	32,131,729	6,984,920	13,566,702	19,559,569
1 医業収益		10,780,987	10,796,436	24,832,135	23,759,570	26,918,755	3,753,589	7,273,575	13,698,423
(1) 入院収益		7,520,561	7,419,352	13,677,907	15,329,703	16,486,049	3,505,012	5,790,849	10,450,369
(2) 外来収益		1,866,449	2,499,976	10,122,807	5,720,845	8,554,155	64,093	1,062,615	2,314,820
診療収入計		9,387,010	9,919,328	23,800,714	21,050,548	25,040,204	3,569,105	6,853,464	12,765,189
(3) その他医業収益	経常経費	1,393,977	877,108	1,031,421	2,709,022	1,878,551	184,484	420,111	933,234
（うち他会計負担）		1,294,771	745,089	544,354	2,419,480	1,411,901	3,478	246,535	810,386
2 医業外収益		2,209,873	2,498,678	7,543,504	5,293,399	5,212,974	3,231,331	6,293,127	5,861,146
（うち国・都道府県補助金）		11,660	17,924	73,400	31,588	35,446		8,122	63,855
（うち他会計補助・負担金）		1,737,569	2,136,118	6,109,154	4,406,953	3,964,866	3,057,180	5,764,098	5,326,068
（うち長期前受金戻入）		20,770	11,710	33,003	72,028	3,942	4,025	56,118	9,136
（うち資本費繰入収益）									
3 特別利益									
（うち他会計繰入金）									
総費用		14,784,920	14,015,345	32,715,827	27,999,727	34,003,112	6,986,539	13,572,761	19,559,601
1 医業費用		14,252,464	13,585,288	30,618,427	26,592,042	29,595,987	6,784,755	12,833,044	18,728,188
(1) 職員給与費		6,882,686	7,126,771	11,384,123	12,200,090	11,438,691	3,828,492	6,813,236	9,335,799
(2) 材料費		2,912,126	2,072,588	672,651	6,474,884	353,807	892,525	18,320	191,924
（うち薬品費）		589,286	956,995	52,006	3,042,178	20,309	381,728	790	42,358
（うち薬品費以外の医療材料費）		2,239,436	1,020,835	620,645	3,262,710	333,498	454,528	17,530	149,566
(3) 減価償却費	経常費用	1,266,678	1,020,592	2,366,432	2,394,759	2,452,313	549,165	1,682,139	1,654,411
(4) 経費		3,089,042	3,232,094	15,805,938	5,315,935	15,128,708	1,440,048	4,248,466	7,363,133
（うち委託料）		1,329,717	1,499,267	13,600,825	2,135,997	12,586,390	708,064	3,237,276	5,646,018
(5) 研究研修費		78,888	77,580	356,544	153,055	171,621	59,898	68,056	176,514
(6) 資産減耗費		23,044	55,663	32,739	53,319	50,847	14,627	2,827	6,407
2 医業外費用		532,456	430,057	2,097,400	1,339,689	1,488,970	201,784	739,717	831,413
（うち支払利息）		9,587	20,840	279,162	417,745	317,860	880	329,052	250,757
3 特別損失						67,996	2,918,155		
損益 経 常 損 益		-1,794,060	-720,231	-340,188	1,121,238	1,046,772	-1,619	-6,059	-32
純 損 益		-1,794,060	-720,231	-340,188	1,053,242	-1,871,383	-1,619	-6,059	-32
累積欠損金		1,710,024	373,692	310,902		1,420,903			
経常収支比率		87.9	94.9	99.0	104.0	103.4	100.0	100.0	100.0
医業収支比率		75.6	79.5	81.1	89.3	91.0	55.3	56.7	73.1
他会計繰入金対経常収支比率		23.3	21.7	20.6	23.5	16.7	43.8	44.3	31.4
他会計繰入金対医業収支		28.1	26.7	26.8	28.7	20.6	81.5	82.6	44.8
他会計繰入金対総収益比率		23.3	21.7	20.6	23.5	16.7	43.8	44.3	31.4
実質収益対経常費用比率		67.4	74.3	78.6	79.6	86.1	56.2	55.7	68.6
（参考）自己収支比率		66.8	73.0	78.3	78.9	85.5	55.8	55.3	68.1

（出所）総務省「病院事業決算状況」より作成。空欄は未計上。

3 + 都立病院財政分析のための指標
——「経常収支比率」と「医業収支比率」

　以上のように、「病院決算カード」は個々の公立病院の経営状況を知ることができる資料ですが、総務省はそのための資料として作成しているのではなく、全国の公立病院の経営上の問題点を洗い出し、改革を進めていくための根拠の１つとして作成しています。そのため、全国の公立病院の経営状況を比較するためにいくつかの経営指標を設けています。そのうち重要なのは経常収支比率と医業収支比率の２つです。後で触れる「自己収支比率」を理解する上でもこの２つの指標は重要になってきますので、詳しく見ておきます。

　まず経常収支比率ですが、これは経常収益を経常費用で割った割合を示す指標で、以下の計算式によって求めます。

$$経常収支比率（\%）＝\frac{経常収益}{経常費用}\times100$$

　つまり経常収益で経常費用をどれくらいまかなえているかを見る指標で、その数値が100％に達しているかいないかで経営状況を判断します。別の言い方をすると、診療報酬による収入など病院の「稼ぎ」と一般会計からの繰入金を合わせた収益で病院経営が成り立っているかどうかを見る指標です。数値が100％を超えていれば「経常黒字」、100％に満たなければ「経常赤字」です。総務省は「新公立病院改革ガイドライン」（2015年３月31日）の中で、経常収支比率を100％以上とすることを全国の公立病院に求めています。同ガイドラインには「一般会計から所定の繰り出しがおこなわれれば『経常黒字』となる水準を早期に達成し」[12]と書かれていますから、経常収支比率というのは一般会計からの繰り入れが適切におこなわれているかを見る指標ということもできます。都立病院の経常収支比率の場合、図表3-6に見られるように、広尾病院を除いて概ね100％程度の水準にあります。

122

次に医業収支比率を見てみましょう。医業収支比率は医業収益を医業費用で割った割合を示す指標で、以下の計算式によって求めます。

$$医業収支比率（％）= \frac{医業収益}{医業費用} \times 100$$

　経常収支比率と異なるのは医業外収益と医業外費用を計算に含めないという点です。つまり医業収益（診療報酬等による収入＋１号経費）で医業費用（病院の総費用のほとんど）をまかなえているかどうかを見る指標ということになります。

　図表3-6から明らかなように、都立病院の医業収支比率にはかなりばらつきがあります。多摩総合医療センターのように90％を超える病院もあれば、松沢病院や神経病院のように50％をかろうじて超える程度の病院もあります。

　総務省の「新公立病院改革ガイドライン」は全国の公立病院に経営効率化を促すための通知ですが、経営状況を判断する材料として挙げているのは主にこの２つの指標で、それぞれ数値目標を設けることを定めています。しかし、次に述べる「自己収支比率」なる指標はどこにも出てきません。では東京都が執拗に掲げる「自己収支比率」とは一体何なのでしょうか。

④ 独り歩きする「自己収支比率」
── 公立病院分析の一般的な指標ではない！

1 ✛ 「自己収支比率」とは一体何なのか？

　「自己収支比率」とは一体何なのか。『新プラン』は「自己収支比率」について「自らの収益でどの程度まで経常費用をまかなえているかを示す指標」と説明しています[13]。「自らの収益」とは何かについては説明されていません。率直に言って、このような説明は非科学的であると言わざるを得ません。「自己収支比率」の計算式を示さず、数値だけを使用するのも不適切です。総務省は経常収支比率と医業収支比率の計算式を明示しています。また『新プラン』は「自己収支比率」を「総務省の地方公営企業決算の考え方に基づく数値」として説明していますが[14]、総務省のどの資料を見ても「自己収支比率」という指標は出てきません。もちろん先ほども述べたように「病院決算カード」に「自己収支比率」なる指標は載っていません。「自己収支比率」に近い指標として「病院決算カード」には、以下の計算式で示される「実質収益対経常費用比率」という指標があります。

$$\text{実質収益対経常費用比率（\%）} = \frac{\text{経常収益} - \text{他会計繰入金}}{\text{経常費用}} \times 100$$

　この指標は経常収益から他会計繰入金を除いた収益で経常費用をどれくらいまかなえているかを計る指標で「病院決算カード」にも掲載されています。もし「実質収益対経常費用比率」と「自己収支比率」が同じものであるのなら、わざわざ「自己収支比率」と言い換える必要はないはずです。

　では「自己収支比率」はどのようにして計算するのでしょうか。多摩総合医療センターのHPでは以下のような計算式として説明されています。

$$\text{自己収支比率（\%）} = \frac{\text{病院事業収益} - （\text{一般会計繰入金} + \text{特別利益}）}{\text{病院事業費用} - \text{特別損失}} \times 100$$

特別利益や特別損失は「病院決算カード」の損益計算書にも項目があり
ますが、「病院事業収益」や「病院事業費用」という項目はありません。「病
院事業収益」は「総収益」、「病院事業費用」は「総費用」に該当するので
はないかと推測することはできますが不明確です。したがって「病院決算
カード」から「自己収支比率」を計算することはできません。

　「病院決算カード」から「自己収支比率」を計算することはできませんが、
上の計算式をよく見ると、「自己収支比率」で何を計りたいのかがわかり
ます。特別利益や特別損失は、それぞれ発生した場合のみに計上されます
から、一時的、臨時的な項目です。したがって両者を除いて目につくのが
「一般会計繰入金」になります。つまり、「自己収支比率」というのは、「一
般会計繰入金」をすべて除いた収益で、病院の経営に必要な費用をどれだ
けまかなえているのかを示した指標ということになります。ですから、「自
己収支比率」の値が高いほど「一般会計繰入金」に頼らずに病院経営がお
こなわれているということになります。

　先ほど触れた医業収支比率も医業外収益のほとんどを占める一般会計か
らの繰入金（２号経費＝不採算経費）を除いて算出する指標ですが、医業
収益に含まれる繰入金（１号経費＝行政経費）は除かれていません。しか
し「自己収支比率」はそれも含めて一切の繰入金を除いて算出される指標
です。つまり、病院の収益を、一般会計からの繰入金による収益とそれ以
外の収益に完全に分離して計算されるのが「自己収支比率」なのです。で
すから図表3-6からも明らかなように、病院が独自に「稼ぐ」収益の数値
が最も低くなるようになっています。その点で言えば、繰入金のない民間
病院の医業収支比率が、東京都が掲げる「自己収支比率」ということにな
るでしょう。

　しかし、都立病院は公立病院です。民間病院ではありません。繰入金を
想定せずに経営状況を判断するというのは、そもそもの前提が誤っている
と言わざるを得ません。簡単に言ってしまうと、「自己収支比率」という
のは、「一般会計繰入金」を必要以上に問題視するために東京都がつくり
出した指標ということです。東京都が総務省が使用しない指標をわざわ

つくり出してまで使うのは、「一般会計繰入金」を抑制する意図があるからだと言えます。

2 ✚ 『新プラン』における「自己収支比率」の使われ方

『新プラン』では、平成35年度（2023年度）に「自己収支比率」を都立病院全体で2016年度の74.7％から78.7％に引き上げることを目標にしています[15]。先ほど述べたように、「自己収支比率」は一般会計からの繰入金をすべて除いて、どれくらい「独立採算」で病院運営がなされているかを計る指標です。また、本章の冒頭に述べたように、『新プラン』は各都立病院の「平成28年度経営実績」として、「自己収支比率」を含めて6つの指標を掲げています（図表3-1）。このうち、「自己収支比率」以外の「病床利用率」「平均在院日数」「入院単価」「外来単価」「一般会計繰入金」（「病院決算カード」では「他会計からの繰入状況」という表記）の5つは、すべて「病院決算カード」からその数値を拾うことができます。「自己収支比率」だけは「病院決算カード」から拾うことができません。このことからも「自己収支比率」の異質さが確認できます。

3 ✚ 「自己収支比率」を使用する狙いは何か

では、東京都はなぜそこまでして「自己収支比率」を使用し、それを引き上げることを『新プラン』の目標に掲げているのでしょうか。「自己収支比率」を高める方法としては3つが考えられます。第一は「行政的医療」の見直し、第二は病院事業収益を増やすこと、第三は病院事業費用を減らすことです。先ほど触れた「自己収支比率」の計算式で言えば、分子を増やすか、分母を減らせばその値は大きくなるということになります。

①「行政的医療」の見直し

第1章でも触れたように、「行政的医療」の見直し＝範囲あるいは規模の

126

縮小は繰入金の縮減につながります。範囲の縮小とは、都立病院が担う「行政的医療」を見直すということです。『新プラン』は「行政的医療の対象を適宜見直す」と明言しているわけですから、今後、その範囲を縮小していくことは大いにあり得ることです。また、範囲自体は縮小しなくても規模を縮小していくことも考えられます。一番わかりやすいのは病床の削減です。ベッド数が減れば「繰出基準」に基づく繰入金も減らすことができます。

② 差額ベッドの増床など――「その他」医業収益の増大圧力

　第二の病院事業収益を増やすには、診療報酬以外の医業収益を拡大していくしかありません。診療報酬は厚生労働大臣が２年に一度定めていますが、医療費抑制の圧力の中では当面改善は見込めません。患者さんを増やすために営業活動をするわけにはいきませんから、診療報酬による収益を拡大することは難しいでしょう。つまり病院の経営努力ではどうにもならないということです。こうした中で病院事業収益を増やすには差額ベッドを増やしたり、ベッド代そのものを引き上げたり、健診事業を増やしたりするなど、「病院決算カード」で言えば、「その他」の医業収益を拡大していくことが手っ取り早い方法です。

　すでに地方独立行政法人化されている健康長寿医療センターでは、法人化以前には原則として徴収していなかった差額ベッド代を徴収するようになり、差額ベッド自体の数も増やしています。

③職員給与、職員数の削減とＰＦＩの推進

　第三の病院事業費用を減らすには、職員給与費の削減やＰＦＩ事業の拡大による委託化の推進などが考えられます。『新プラン』には給与費比率を2016年度の56.6％から54％程度に引き下げる目標が掲げられています[16]。ただし「給与費は、児童手当、報酬及び賃金を除く」としています。「賃金を下げる」などと書くわけはありませんから、この記述にはあまり意味がありません。また仮に賃金を下げなくても職員を削減すれば給与費比

率は下がりますし、賃金総額が変わらなくても成果主義を徹底することによって個々の職員の賃金に差をつけるということも十分考えられます。さらにＰＦＩの推進などによって職員給与費を委託料に移し替えていくということも考えられます。

4 ✚「自己収支比率」は使ってはいけない指標

　いずれにせよ、「自己収支比率」は都立病院の経営改善＝「独立採算」性の強調のために東京都がつくりだした指標に他なりません。ですから「自己収支比率」を使って都立病院の経営状況を把握すること自体に反論する必要があります。つまり、「自己収支比率」を使った議論自体に乗ってはならないということです。

　繰り返しますが、都立病院は行政の一環として運営されている地方公営企業です。診療報酬などの収益と一般会計からの繰入金による収益は一体のものです。両者があって、初めて行政としての病院運営が果たされるのです。ですから、繰入金をことさら問題視するような指標である「自己収支比率」はそもそも誤りです。職場や東京都の説明会などの場面で「自己収支比率」が出てきたら、迷わず質問することが重要です。「自己収支比率とは何ですか？」「総務省が使っていないのになぜ東京都は自己収支比率という指標を使うのですか？」と質問してください。おそらく納得できる説明はなされないはずです。

⑤ 地方独立行政法人では都立病院の役割は果たせない

　歴史を繙けばわかるように、都立病院は貧困者、精神疾患や難病、そして老人などの社会的弱者を対象とした医療を担ってきました。今日でも、難病医療を担う神経病院に基準外繰入金を投入して病院経営を維持するな

ど、都立病院は大きな役割を果たしています。

　今日の東京では、格差や貧困、高齢人口の増加など、行政が対策を求められている課題が山積しています。そうした中で都立病院が地方独立行政法人化して病院の経営効率を最優先し（経済性のみを追求し）、「行政的医療」を縮小させていくようなことになれば、都民の医療保障は大きく後退することになります。

　東京自治問題研究所と東京都区職員労働組合（都職労）は、1990年に『都立病院白書　安心して暮らせる新しい東京の医療』という報告書をまとめたことがあります。この『都立病院白書』の時点では、繰入金の問題など、都立病院の財政分析を進める上で到達できなかった課題がありましたが、本章で述べてきたように、繰入金の内訳の分析、さらに「病院決算カード」を活用した都立病院財政分析など、以前に比べて大きな前進がありました。

　それを踏まえ、都立病院財政の役割とは何かを改めて述べると、それは東京都の福祉医療行政の確立・推進ということになります。第1章で、「行政的医療」に代わって都立病院が担うべき医療を、①高度・専門医療、②衛生行政医療、③福祉行政医療、④地域医療の4つに整理しました。これらの医療を都立病院が担うには、「繰出基準」にもとづく繰入金以上に都立病院に財政を投入する必要があります。私たちは国に対して診療報酬の引き上げや「繰出基準」の拡充を求めていくと同時に、東京都に対しては、都民の医療保障のための積極的な財政投入を求めていくことが必要です。

　こうした東京都からの積極的な財政投入は地方独立行政法人化された都立病院ではなし得ません。地方公営企業は企業経営的な手法で運営されてはいるものの、あくまでも地方自治体の一部、つまり行政の一部です。しかし地方独立行政法人化されると都立病院は行政の一部ではなくなります。当面は地方公営企業における「繰出基準」に準じて地方独立行政法人にも一般会計から繰入金（運営費負担金）が投入されますが、経営効率化の圧力は直営のときよりもはるかに強くなるでしょう。だからこそ都立病院の直営を維持しなければなりませんし、それが都民の医療保障を確保するために行政が果たさなければならない責任です。

〔注〕

1）東京都病院経営本部『都立病院新改革実行プラン2018～東京の医療を支え、誰もが地域で生き活きと暮らせるために～』（2018年3月）、p.109。

2）日本の医療は診療報酬によって公定価格が定められているため、民間病院と言っても純粋に市場取引から収益を得る企業とはその性格が異なることはいうまでもない。

3）都立病院経営委員会設置要綱。

4）同法17条の3に「地方公共団体は、災害の復旧その他特別の理由により必要がある場合には、一般会計又は他の特別会計から地方公営企業の特別会計に補助をすることができる」という規定があるが、本書では主に経常収益としての繰入金を扱っているのでここでは触れない。

5）安達智則氏（都留文科大学講師）が東京都の情報公開手続きにより入手。

6）総務省「平成30年度の地方公営企業繰出金について」。

7）「繰出基準」に基づく基準内繰入金は地方交付税によってある程度手当てがされるが、東京都は不交付団体のため、交付団体とは異なり、基準内も含め繰入金は全て持ち出しである。

8）総務省は「決算カードは、各年度に実施した地方財政状況調査（以下「決算統計」という。）の集計結果に基づき、各都道府県・市町村ごとの普通会計歳入・歳出決算額、各種財政指標等の状況について、各団体ごとに1枚のカードに取りまとめたもの」と説明している（総務省「決算カードについて」より）。

9）個別の病院の経営状況が分かるのは「病院決算カード」上の「損益計算書」のみ。「貸借対照表」は自治体ごとにまとめて掲載されているため、個別病院の状況を「病院決算カード」上から読み取ることはできない。

10）http://www.soumu.go.jp/main_sosiki/c-zaisei/hospital/kessan-bunseki/index.html。

11）1号経費（行政経費）には「看護師養成所」に関わるものとして医業外収益に計上される経費があるが、東京都の場合はそれを対象とした繰入金が計上されていないのでここでは触れない。

12）『新公立病院改革ガイドライン』（2015年3月31日付総務省自治財政局長通知）、p.6。

13）前掲、『都立病院新改革実行プラン2018～東京の医療を支え、誰もが地域で生き活きと暮らせるために～』（2018年3月）、p.120。

14）同前。

15）同前。

16）同前。

おわりに

　2016年7月291万票を獲得し、東京都知事選で当選し、小池知事となりました。就任以来、小池知事語録を注目してきました。施政方針演説・所信表明演説は、議会を通して都民に対する都政の進む道についての演説です。いわば、都民との公約といってもよいでしょう。その施政方針演説で、「都民福祉の増進」という言葉は使われたことがないです。

　「都民福祉の増進」は、地方自治体の基本中の基本である「住民福祉の増進」の都民版の言葉になります。教育も保育園も中小企業対策も住宅政策も含めて、広義の意義づけとして、地方自治体の責務は「住民福祉の増進」です。これを小池知事は、使いません。

　3つのシティ（「セーフ・シティ」「ダイバーシティ」「スマート・シティ」）を見直しても、「すべての都民がいつでも安心して受診できる体制整備して、保険料の値下げを検討します」という言説は、小池知事にはないのです。

　都立病院の現場で働く人や直営を守る運動の中で、都立病院の直営を維持して発展させていけるのかどうか、心配の声が大きくなっていきました。よって本書は、都政を都民福祉本位へと改革するため寄与できることを目的としました。

→ 未来の公立病院のあり方を考える多くの人に読んでもらいたい

　　本書は、都立病院の存続を願っている病院現場、都立病院の充実を求める運動に取り組んでいる方、都議会や区・市議会の議員さんたちに一番読んでいいただきたいです。

　この都立病院の民営化問題は、自治体の産業化・丸ごと民営化の巨大な新自由主義の潮流との闘いでもあります。ここでストップがかかれば、国の公立病院の地方独立行政法人化の動きにもブレーキをかけることも可能ではないでしょうか。

東京以外で自治体病院の直営化を守る運動を取り組んでいる方、地域病院との統合再編に巻き込まれている公的病院の問題を取り組んでいる方たちにも、参考になる行政・経営・財政分析を取り入れたつもりです。ぜひ手に取っていただき、運動の参考になればさいわいです。自治体病院を守り発展させていく自治体改革運動の連帯が広がっていくことを期待しています。

　おわりになりましたが、都立病院の財政分析を始めるきっかけは、都庁職病院支部と衛生局支部との学習交流がきっかけでした。さまざまな場面でご協力いただき、感謝しています。また、都立病院を守る地域運動からも貴重なことを学びました。東京都の造語の一つである「自己収支比率」の疑問は、その中から芽生えました。

　本書は、企画からタイトル・最終原稿・校了に到達するまで、長丁場になってしまいました。2018年秋口に出す予定が、2019年3月になってしまいました。執筆者は、わかりやすく医療現場で読める本という位置づけで出発したのですが、当局の狙いを解明するためにどうしても専門用語が多くなりました。また、出版事情が厳しい中、刊行を認めていただき、執筆者一同感謝しています。

　2019年2月

　　　　　　　　　　　安達智則（執筆者を代表して）

PROFILE

●**安達智則** 〈あだち　とものり〉

一般社団法人東京自治問題研究所主任研究員、都留文科大学講師、健和会医療福祉調査室室長

［主な著書］

編著書　『学校が消える！公共施設の縮小に立ち向かう』（旬報社、2018年）、『2つの自治再編戦略―地方創生と国家戦略特区、そして小池都政』（東京自治問題研究所、2017年）、『介護の質「2050年問題」への挑戦―高齢化率40％時代を豊かに生きるために』（クリエイツかもがわ、2012年）、その他論文著作多数。

●**太田　正** 〈おおた　ただし〉

作新学院大学名誉教授、とちぎ地域・自治研究所理事長

［主な著書］

『市場自由化と公益事業』（白桃書房、2007年）、『財政健全化法は自治体を再建するか』（自治体研究社、2008年）、『現代公益事業』（有斐閣、2011年）、『自由化時代のネットワーク産業と社会資本』（八千代出版、2017年）など。

●**川上　哲** 〈かわかみ　さとし〉

一般社団法人東京自治問題研究所研究員、都留文科大学講師。

専門は地方自治論、地方財政論、政策分析。

［主な著書］

共著に『シリーズ新福祉国家構想4　福祉国家型財政への転換―危機を打開する真の道筋』（大月書店、2013年）、『二つの自治体再編戦略―地方創生と国家戦略特区、そして小池都政』（東京自治問題研究所、2017年）。単著に「国家戦略特区の現状と課題―安倍政権と小池都政の連動による構造改革の加速化」（『賃金と社会保障2017年3月下旬号』旬報社、2017年）、「『経済・財政再生アクション・プログラム』とＫＰＩ改革―その内容と問題点」（『賃金と社会保障2016年6月上旬号』旬報社、2016年）など。

都民とともに問う、都立病院の「民営化」
ねらわれる地方独立行政法人化

2019年3月22日　第1刷発行

著　者／安達智則・太田　正・川上　哲
発行者／竹村正治
発行所／株式会社 かもがわ出版
　　　　〒602-8119　京都市上京区堀川通出水西入
　　　　☎075(432)2868　FAX 075(432)2869
　　　　振替　01010-5-12436
印　刷／シナノ書籍印刷株式会社

ISBN978-4-7803-1015-3 C0036　　　　Printed in Japan